RECHERCHES

SUR

LES PROCÉDÉS CHIRURGICAUX

DE

L'ÉCOLE BORDELAISE

DES ORIGINES A LA RÉVOLUTION

PAR LE

Dr Maurice LE MAITRE

MÉDECIN DE LA MARINE

BORDEAUX

IMPRIMERIE G. GOUNOUILHOU

9-11, RUE GUIRAUDE, 9-11

1903

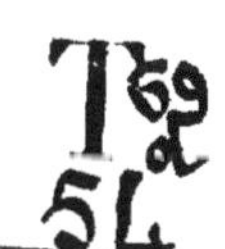

Hommage de p. resp. [illegible],

Dr Maurice de Mau

RECHERCHES

SUR

LES PROCÉDÉS CHIRURGICAUX

DE

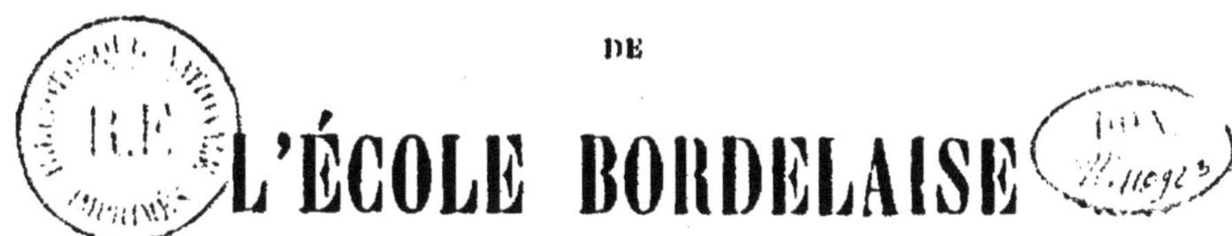

L'ÉCOLE BORDELAISE

DES ORIGINES A LA RÉVOLUTION

PAR LE

Dr Maurice LE MAITRE

MÉDECIN DE LA MARINE

BORDEAUX

IMPRIMERIE G. GOUNOUILHOU

9-11, RUE GUIRAUDE, 9-11

—

1903

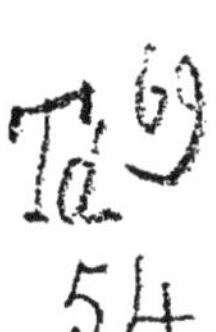

A LA MÉMOIRE DE MON PÈRE

M. A. LE MAITRE

COMMISSAIRE DE LA MARINE
CHEVALIER DE LA LÉGION D'HONNEUR

A MA MÈRE

Je dédie ce premier travail et je la prie de l'agréer comme un faible témoignage de profond amour et de reconnaissance pour les sacrifices imposés.

A MES SOEURS

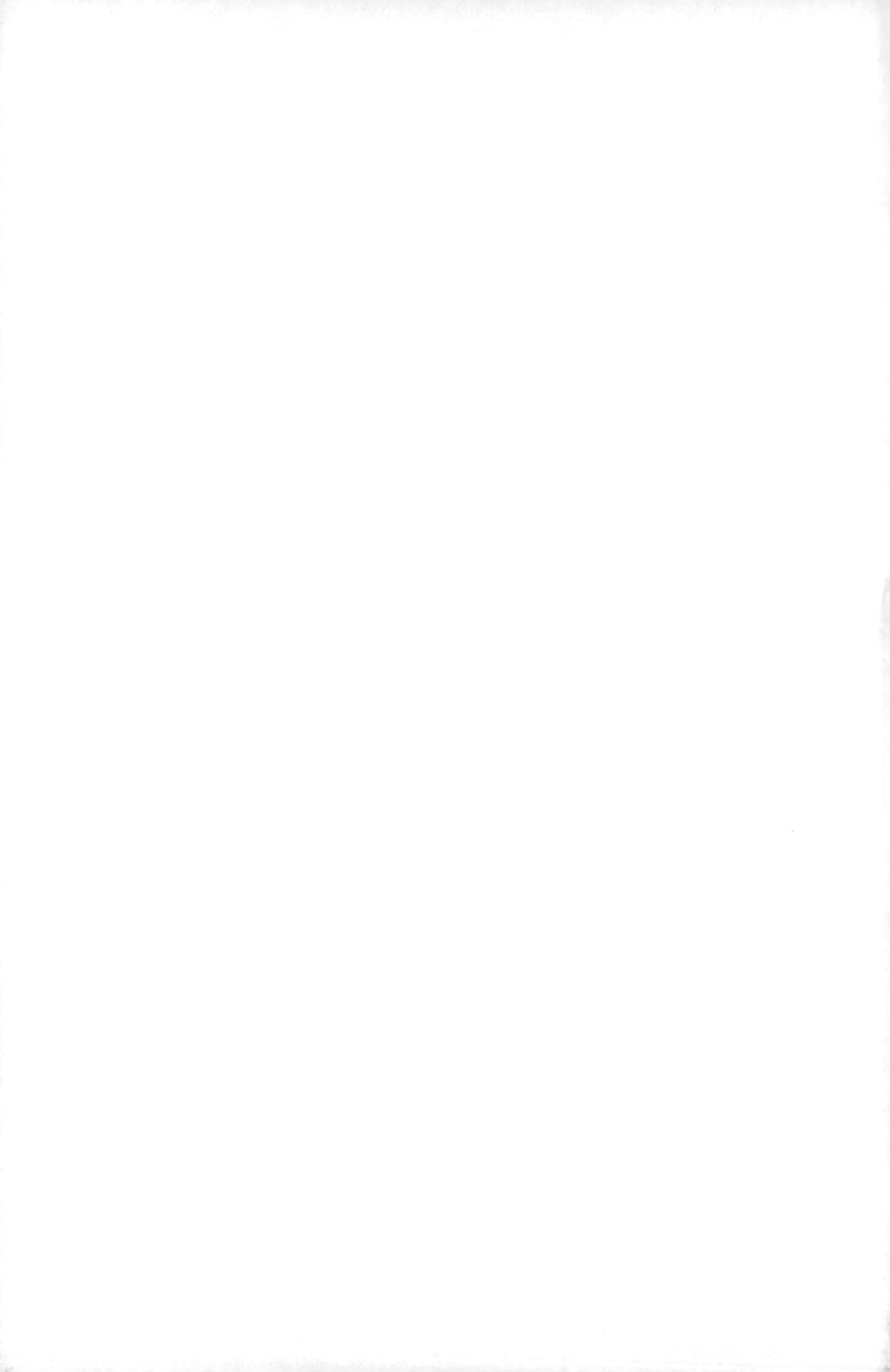

A MES MAITRES

DE LA MARINE ET DE LA FACULTÉ

A MES CHERS AMIS

DE NANTES ET DE BORDEAUX

Le souvenir de nos longues causeries me consolera souvent de la tristesse des éloignements.

A MES CAMARADES

DE LA MARINE ET DES COLONIES

A M. LE Dr BOURRU

DIRECTEUR DU SERVICE DE SANTÉ DE LA MARINE
OFFICIER DE LA LÉGION D'HONNEUR
OFFICIER DE L'INSTRUCTION PUBLIQUE

Dont la bienveillance m'a permis de fréquenter plus assidûment les Archives municipales et départementales.

A M. LE Dr TALAIRACH

DIRECTEUR DU SERVICE DE SANTÉ DE LA MARINE
DIRECTEUR DE L'ÉCOLE PRINCIPALE DU SERVICE DE SANTÉ DE LA MARINE
COMMANDEUR DE LA LÉGION D'HONNEUR
OFFICIER DE L'INSTRUCTION PUBLIQUE

A M. CAMILLE JULLIAN

PROFESSEUR A LA FACULTÉ DES LETTRES DE L'UNIVERSITÉ DE BORDEAUX
CORRESPONDANT DE L'INSTITUT
CHEVALIER DE LA LÉGION D'HONNEUR

Puis-je ne pas dédier cette thèse?

A MON PRÉSIDENT DE THÈSE

M. LE D[r] DE NABIAS

DOYEN DE LA FACULTÉ DE MÉDECINE ET DE PHARMACIE
DOCTEUR ÈS SCIENCES
PROFESSEUR DE MATIÈRE MÉDICALE A LA FACULTÉ DE MÉDECINE

Il est un vieil usage qui permet à l'étudiant d'hier de remercier ses maîtres pour ce qu'ils ont fait pour lui. Nous sommes heureux de souscrire à la coutume, mais notre profonde gratitude pour eux se trouve à l'étroit dans la banalité des lieux communs et dans les vieux clichés des phrases toutes faites : nous les prions donc de nous pardonner si notre reconnaissance est si peu « polymorphe », mais nous avons tant à remercier et si peu de place et de formules !

De Nantes, il nous est doux d'évoquer quelques noms : MM. Bureau, Allaire, Bonnel, Aubineau nous ont initié aux troublantes études du P. C. N. Plus tard, à Rochefort, nous goûtâmes aux sciences médicales grâce à MM. Gorron, Lassabatie, Grand-Moursel, et notre premier enseignement clinique se fit sous la douce bienveillance de M. le Dr Dhoste, et les sévères, mais justes observations d'un maître regretté M. le Dr Fontorbe. Enfin, c'est à la Faculté de Médecine de Bordeaux que nous continuâmes nos études et que nous allons les terminer aujourd'hui. Marin, il nous est agréable de rappeler maintenant certaines soirées où il fallait narrer par tranches anatomie et pathologie, et nous remercions, non sans émotion, tous ceux qui nous ont si paternellement donné science et conseils : nous avons nommé MM. les professeurs Gorron, Barrat, Le Mehauté, Chastang, dont nous n'oublierons pas le mot aimable dans un pénible moment, Gautret, à l'enseignement qualitatif et quantitatif duquel nous fûmes bien heureux d'avoir recours. C'est encore comme élève du Service de Santé que nous avons à serrer la main une dernière fois à des amis fidèles et d'excellents camarades ; on doit beaucoup à une École qui, le coudoiement quotidien aidant, a su établir d'aussi solides amitiés.

Comme étudiant, tous nos maîtres de la Faculté ont droit à nos plus sincères remerciements. A l'hôpital, nous avons traversé les services de MM. les Drs Saint-Philippe et Monod, la première année; la deuxième se continua dans ceux de MM. les professeurs Pitres et Demons, dont la bienveillante attention nous fit faire plus d'un progrès dans l'observation clinique. C'est alors que, pour la première fois, nous avons goûté au régal des cliniques chirurgicales de M. le professeur Lanelongue. L'an dernier, nous avons eu la bonne fortune de faire de la gynécologie auprès de M. le professeur Boursier; nous tenons à remercier tout particulièrement ce maître de ses aimables causeries aux consultations du jeudi et du samedi. C'est là, entre son enseignement facile et un sourire de M. Laconche, que nous avons appris à connaître la pathologie féminine; enfin, les derniers mois s'écoulèrent dans le service de M. le professeur agrégé Dubreuilh : ce sera un des meilleurs moments de notre vie d'étudiant.

Quant à ce travail, depuis le jour où, pour la première fois, M. le professeur Jullian nous en a donné l'idée, il n'a cessé d'en guider l'exécution; pendant trois ans, il nous a toujours et largement fait bénéficier de son érudition; il nous est doux de pouvoir aujourd'hui lui exprimer notre profonde reconnaissance.

Nous adressons aussi un souvenir ému à la mémoire de M. le Dr Péry, qui, dès que nous l'eûmes mis au courant de ce projet, s'empressa de nous donner de sages conseils et de précieuses indications.

Nous devons à MM. les professeurs agrégés Denucé et Chavannaz d'importantes communications sur la chirurgie à Bordeaux au XVIIIe siècle; et même M. le Dr Denucé a aimablement mis à notre disposition un des plus précieux manuscrits de sa bibliothèque, le travail de l'abbé Baurein sur les abbés des garçons chirurgiens.

Tous nos remerciements à M. le Dr Sous pour son inépuisable obligeance : nous avons été bien heureux de rencontrer ses vastes connaissances sur la vieille médecine et chirurgie bordelaise; à M. Labadie, qui a bien voulu nous documenter sur l'ancienne librairie de Bordeaux.

M. Lemaire, secrétaire de la Faculté de Médecine, a bien voulu mettre à notre disposition, pour la rédaction de ce travail et dans bien d'autres circonstances, des trésors d'érudition et de bonté; qu'il nous permette de lui témoigner ici toute notre gratitude et de lui dire combien nous avons été sensible à l'amitié dont il nous a honoré.

Nous tenons à remercier tout spécialement MM. les Archivistes et Bibliothécaires pour les services qu'il nous ont rendus au cours de nos recherches : aux Archives départementales, aux Archives municipales et enfin à la Bibliothèque de la Ville. Nous avons dû mettre souvent leur patience à rude épreuve; nous les prions de nous excuser en songeant à l'étendue du sujet choisi.

RECHERCHES

SUR LES

PROCÉDÉS CHIRURGICAUX

DE

L'ÉCOLE BORDELAISE

DES ORIGINES A LA RÉVOLUTION

PRÉFACE

A l'heure actuelle, où l'acte chirurgical a pris une telle importance qu'on peut se demander s'il est encore une seule opération qui n'ait déjà été tentée, il faut faire un effort pour se représenter ce qu'était la chirurgie au Moyen-Age. Le bagage scientifique était fort léger, et les barbiers-chirurgiens ne s'attardaient point aux notions fantaisistes de l'anatomie d'alors. Leur ambition se bornait à poser de leur mieux un bandage herniaire, et à pratiquer la saignée *sæpe et optime* Et ce n'était déjà pas trop mal pour un art qui avait eu un plat à barbe pour berceau...

Un peu plus tard, au moment des grandes guerres du XIVe siècle, alors que s'échelonnaient le long des routes les victimes des pertuisanes et de l'arbalèterie, la chirurgie militaire devint en grand honneur. Ce furent les beaux jours des élévateurs, tire-traits, tire-dards, extracteurs de toutes sortes compliqués à plaisir, véritables machines de guerre, comme cet appareil destiné à arracher les flèches du corps humain, au moufle duquel, pour le faire fonctionner, il ne fallait pas atteler moins de deux hommes.

Puis, bientôt, dès l'apparition des premières coulevrines, les chirurgiens militaires, contemporains du grand Ambroise, purent à loisir étudier, commenter et même soigner les plaies d'arquebusade. Sans doute, ils devaient redouter ces armes qui « tuaient peu et blessaient beaucoup »; les projectiles, animés d'une vitesse relativement faible, causaient des plaies cruelles, des fractures compliquées, que la suppuration ne tardait pas à venir baigner. Hélas! ce n'étaient plus les belles estafilades d'antan!

Il y avait bien aussi dans les villes quelques bourgeois graveleux qui, pour se faire tailler, hésitaient longtemps dans la douce alternative du grand ou du petit appareil; il arrivait souvent qu'un ouvrier de la corporation des charpentiers chutait de quelque toit pointu et allait au fond d'une rue tortueuse se rompre les os; mais si de tels faits étaient fréquents, leur variété était très relative. On en revenait toujours au chapitre des fractures, des amputations ou de la lithotritie.

Il semble pourtant que, depuis les remarquables traités d'anatomie datant de la Renaissance jusqu'à l'époque de l'antisepsie rationnelle, il se soit fait une lente évolution dans les méthodes chirurgicales. Bien que, jusqu'au milieu du XIXe siècle, on se soit fort peu soucié d'aller voir ce qui se passait de l'autre côté du péritoine, un progrès est incontestable : on mit plus de soin dans les opérations et des procédés nouveaux naquirent.

Quelques grands centres eurent l'honneur de participer à cet essor de la chirurgie. L'École de Paris et celle de Montpellier ont une réputation pleinement justifiée, et les célèbres travaux de ces deux grands foyers scientifiques sont encore dans toutes les mémoires; une autre ville, Bordeaux, n'est guère connue que par son École contemporaine. Omise presque toujours dans l'histoire générale de la chirurgie du XVe au

XIXe siècle, elle semble n'être née qu'au commencement du dernier. Et, pourtant, elle aussi peut revendiquer d'illustres chirurgiens, des praticiens et des érudits, des procédés nouveaux, en un mot une véritable École qui, durant de longs siècles, fit de la riche et puissante capitale de la Guyenne un centre chirurgical de premier ordre.

Cette École, M. Péry l'a longuement étudiée[1]; il en a tracé l'histoire en un ouvrage du plus haut intérêt documentaire. Son chapitre intitulé : *La communauté des chirurgiens*, nous fait assister à la constitution de cette Société, à sa robuste organisation, aux modifications qu'elle a subies jusqu'à la Révolution. En lisant les pages qui ont trait à l'enseignement de la chirurgie, on n'est pas peu surpris de voir la variété et l'étendue des matières professées. En 1596, Reulin fait des leçons sur les plaies en général; Trautelle, vers 1600, dicte les tumeurs contre nature; Manialđ écrit le traité des plaies de la tête, et Chiron celui des apostèmes; en 1636, Balan explique les opérations chirurgicales, et Bernada, l'année suivante, traite des fractures. Simon Mingelousaux, l'illustre traducteur de Guy de Chauliac, fait tour à tour le traité des plaies en général, celui des tumeurs contre nature, et rédige un mémoire sur les maladies vénériennes. Et les thèses ne sont pas moins suggestives : en 1589, il en est une sur l'ophtalmie; Jean Boisard, en 1611, soutient que *toutes les parties du corps sont immédiatement nourries par le sang;* en 1612, une thèse sur l'esquinancie. Jean Gombaud fait la sienne sur les plaies des nerfs; il en est une, en 1633, qui a trait à la cure du phlegmon; une autre, en 1637, sur la commotion simple du cerveau, et même, en 1642, Jacques Lacroix parle déjà, dans la sienne, de l'hystérotomie.

De tout ce brillant enseignement il ne nous reste que la sécheresse de quelques titres. Quelle bonne fortune ce serait de feuilleter les notes d'un étudiant d'alors! Mais le temps a dispersé ou détruit ces précieuses reliques. Et pourtant,

1. PÉRY, *Histoire de la Faculté de médecine de Bordeaux*, Paris, Doin; Bordeaux, Duthu, 1888, p. 111.

avec le peu qu'il nous reste, il est permis de supposer que l'enseignement, quoique en se basant sur les données de la tradition, devait revêtir une note personnelle et originale. Le chirurgien enseignant, le lecteur, comme on disait alors, entouré de ses étudiants, prenait un texte, et, tout en le dictant, le commentait et intéressait ainsi son auditoire aux aridités d'une latinité souvent morose. Simon Mingelousaux, tout d'abord étudiant dans cette École de chirurgie que plus tard il devait illustrer, nous a laissé un livre qui semble bien être l'expression de l'enseignement à cette époque; il traduit Guy de Chauliac, et, à côté du texte de l'« autheur », il ajoute les très curieuses remarques que lui a suggérées sa propre expérience.

Aussi, rapidement, une grande réputation s'attacha-t-elle à la Communauté des Chirurgiens de Bordeaux; les études sérieuses que l'on faisait près d'eux ne tardèrent pas à attirer des étudiants en grand nombre; et ce ne furent pas seulement les provinces voisines qui versèrent ce contingent scolaire, de toutes parts accoururent les garçons chirurgiens. A ce sujet, il est bien intéressant de feuilleter les listes des écoliers de cette époque. Nous avons sous les yeux *Le livre des abbés des Compagnons Chirurgiens et de leur lieutenants*, et nous voyons comme abbés, en 1576, Pachot, originaire du Limousin; Lartigue, en 1580, est natif de Verdun; François Fortin vient de Nantes (1575); Antoine Nisseran est saintongeois, Jacques Mesnard poitevin, et Gabriel Laroche provençal. Et pendant plusieurs siècles on vint ainsi de tous les points du royaume écouter professer tour à tour Reulin, Maniald, Mingelousaux, Bernada, Trautelle, Tanesse, Tartas, Lafourcade, Guérin et tant d'autres.

Dans les dernières années du XVIIIe siècle, on soupçonnait bien ce passé glorieux [1], mais les chirurgiens poudrés de la fin du règne de Louis XV ne s'entendaient guère à compulser les archives; cependant, devant la nécessité de classer les

1. A ce sujet, consulter la préface de TOURNON dans sa *Liste chronologique des ouvrages des médecins et chirurgiens de Bordeaux*, 1799.

vieux manuscrits de l'Ancienne Communauté des Chirurgiens, ils chargèrent l'abbé Baurein de ce travail. Il commença en 1768 la rédaction de ce mémoire et le terminait trois ans après. La copie de ce manuscrit existe à la Bibliothèque municipale de Bordeaux et nous avons eu la bonne fortune de la tenir entre les mains. Il a pour titre : *Preuves autentiques de l'Existence d'une ancienne Ecole de Chirurgie dans Bordeaux Extraites d'un ancien manuscrit qui est en dépot dans les Archives des Maitres en Chirurgie de la même ville, par lesquelles il paroit que l'art de la Chirurgie est exercé dans Bordeaux depuis plusieurs siècles avec honneur et célébrité;* et voici la dédicace que le docte abbé présente aux chirurgiens qui l'ont chargé de ce mémoire :

L'abbé Baurein à Messieurs les Maitres en l'art et science de Chirurgie de la Ville de Bordeaux.

MESSIEURS,

L'ouvrage que je vous présente vous appartient à juste titre. C'est vous qui m'en avez fourny la matière en me faisant remetre par M. Gemin, sindic de votre compagnie, un ancien manuscrit consigné dans vos archives. L'Extrait fidelle que j'en ay fait concerne l'art que vous exercez dans cette ville avec cette habileté et cette supériorité qui vous ont concilié depuis longtems la confiance du public.

Je dis depuis longtemps, car ce n'est pas seulement depuis l'etablissement de cette société académique si propre à exciter l'émulation et à contribuer aux progrès de la chirurgie, ni de cette nouvelle École de St-Côme, qui vous fait tant d'honneur et qui annonce d'une manière sensible votre zèle pour le bien public, ce n'est pas, dis-je, depuis ces epoques que la chirurgie est exercée avec célébrité dans cette ville; elle y étoit en grand honneur et en grande réputation dès le tems de ce célèbre Cardinal et Ministre qui passant par Bordeaux à son retour du Languedoc en 1632 y fut attaqué d'un mal si violent qu'il étoit au moment d'y succomber de l'aveu même des médecins et chirurgiens de la Cour, si l'habileté d'un de vos prédecesseurs qui fut appelé très à propos, ne l'eût retiré du péril éminent où il étoit, en lui procurant un soulagement des plus prompts et des plus sensibles.

Vous trouverez, Messieurs, la preuve de ce fait rapportée dans l'ouvrage que je vous présente et vous y verrez avec plaisir que ce célèbre maître en Chirurgie n'avoit point puisé les connoissances de son art ailleurs que dans cette École de Chirurgie dont il étoit l'abbé, ou le chef en l'année 1597.

Cette École de Chirurgie qui a formé de si bons sujets et de l'existence de laquelle on re rouve des preuves jusques en 1519 étoit dès lors si célèbre qu'elle attiroit dans son seing des sujets de toutes les provinces du Roïaume, des païs même étrangers, le manuscrit dont j'ay fait le dépouillement en fournit des preuves autentiques et multipliées; ce n'est donc pas d'aujourd'hui que la chirurgie a été exercée dans Bordeaux avec éclat et célébrité.

Lorsque vous avez donné un nouveau lustre à cette ancienne École de Chirurgie et une solidité qu'elle n'avoit pas êuë dans le principe, vous n'avez fait que marcher sur les tracés de vos prédécesseurs qui, comme vous, se sont distingués, non seulement par leur habileté dans leur art, mais encore par leur zèle à former des élèves capables de soutenir la haute réputation dont la chirurgie de Bordeaux est en possession depuis plusieurs siècles.

Pour moi, Messieurs, quoiqu'en qualité de citoyen je sois témoin depuis longtemps de la considération dont vous jouissez dans cette ville et de la suffisence avec laquelle vous y exercez une profession si nécessaire à l'humanité, j'ay vu néanmoins, avec une satisfaction des plus grandes, dans le manuscrit que vous m'avez confié, la preuve convaincante de l'ancienne célébrité de la chirurgie dans Bordeaux, dans laquelle vous l'avez maintenue avec une nouvelle splendeur jusqu'au moment présent, et j'ay été infiniment flatté de ce que vous m'avez fourny l'occasion de mettre au jour cette preuve qui, quoiqu'existante et certaine demeuroit néanmoins cachée dans le secret de vos archives, et de vous temoigner par là le parfait et sincère dévouement avec lequel j'ai l'honneur d'être,

Messieurs,

Votre tres-humble et très-affectionné serviteur.

Malgré le style ampoulé de ce placet, nous n'avons pas seulement affaire à la banalité d'un compliment; abstraction faite des inévitables formules de politesse, il nous reste une affirmation précieuse. Il nous a paru intéressant de placer à côté du texte de l'abbé Baurein un fragment détaché d'un mémoire[1]

1. CARRIÉ fils, *Mémoire sur la nature de guérir en général, sur l'existence morale et politique de la chirurgie de Bordeaux, etc.* (*Monographies médicales*, 1790, t. IV, p. 7 et suiv.)

paru en 1790, qui, malgré son allure un peu révolutionnaire, ne fait que confirmer l'assertion précédente :

Long-temps avant cette époque, il existoit à Bordeaux une école de Chirurgie, dont la naissance, pour se perdre dans les temps beaucoup plus reculés, n'en n'est pas moins certaine et facile à prouver. Un ancien manuscrit[1] consigné dans les archives du college de cette ville et qui date depuis l'année 1519, nous apprend que les étudiants en chirurgie à Bordeaux formoient dès-lors un corps qui élisoit tous les ans un d'entre eux pour être leur chef... Ce manuscrit présente un tableau exact de tous les abbés qui se sont succedés depuis le 3 avril 1519, jusqu'au 14 janvier 1688 : le registre qui a dû nécessairement suivre celui-ci, étant aussi inconnu aux chirurgiens de Bordeaux, que ceux qui l'ont sans doute précédé, on ne peut assurer jusqu'à quel temps cette société des étudiants en chirurgie a subsisté. Quoi qu'il en soit, cette ancienne école, qui n'avoit été fondée que par l'émulation des élèves, et qui n'étoit soutenue que par le zèle de leur chefs, avoit acquis assez de célébrité et de réputation, pour y attirer des étudiants de toutes les parties du royaume, même de Montpellier et des pays étrangers. Ce n'étoit pas seulement par les leçons instructives que les jeunes gens venoient y recevoir, mais encore par les ressources supérieures qu'ils trouvoient abondamment auprès des grands maitres qu'ils choisissoient pour se perfectionner dans l'art qui étoit l'objet de leur émulation. Il falloit donc que la chirurgie s'exerça à Bordeaux d'une manière distinguée, et que dès-lors elle fut parvenue à ce degré de célébrité dont jouit avec raison dans toutes les villes du royaume cet art dans lequel les François, si l'on en croit le philosophe, historien du siècle de Louis XIV surpassent toutes les nations du monde.

On pourra nous dire que ces éloges prodigués après coup n'ont pas la même valeur que des récits faits à l'époque même; aussi resterions-nous sur de vagues probabilités si nous n'avions plusieurs faits contemporains qui, en réalité, sont les meilleures preuves. Au XVIe siècle, Reulin a une réputation universelle et sa *Chirurgie*[2] se vend partout. Au début du XVIIe siècle, Maniald lance son *Traité des Plaies en général* avec tout autant de succès que Reulin, et nous savons qu'un de ses contemporains, Jacques du Noyer, était très connu

1. Le manuscrit de Baurein.
2. DOMINIQUE REULIN, *Chirurgie en cinq livres*, Paris, 1579, in-8°.

comme accoucheur[1]. En 1672, Mingelousaux refond la *Chirurgie* par trop vieillie de Guy de Chauliac. Une curieuse anecdote nous laisse entrevoir l'excellente réputation de la chirurgie bordelaise à cette époque[2]. Il est rapporté, dans les *Variétés Bordeloises*, qu'à l'attaque de l'église de Mérignac, Jean Mansel, secrétaire du roi, reçut si malencontreusement une énorme pierre qu'il eut la jambe broyée; transporté à Bordeaux, il ne dut sa parfaite guérison, comme le fait observer Mathieu Paris, qu'à l'habileté des chirurgiens bordelais qui le soignèrent. Armand Emery jouissait en France d'une renommée générale[3]. Au siècle suivant, Guérin fut une des plus belles figures de la chirurgie d'alors; érudition, élégance dans les procédés, douceur, originalité, il eut tout pour figurer parmi les plus grands noms de la science.

Il existait donc à Bordeaux, au moins depuis le xve siècle, une florissante École de chirurgie; les registres des délibérations des maîtres chirurgiens, les chroniques locales, les listes si explicites des garçons chirurgiens, les matières professées, les œuvres qui y prirent naissance, jusqu'à la rhétorique de l'abbé Baurein, tout cela le prouve bien nettement. Grâce à la remarquable monographie de M. Péry sur la Faculté de Médecine, nous commençons à entrevoir les rapports sociaux de ces vieux praticiens, leur façon de vivre, leurs interminables démêlés avec le Collège des Médecins. Leurs procédés seuls restaient complètement ignorés. N'était-il pas intéressant d'en faire la recherche et de voir jusqu'à quel point ils se distinguaient des méthodes contemporaines? Nous avons essayé, par lambeaux, d'en reconstituer quelques-uns. Qu'on veuille bien nous pardonner le décousu de ce travail: c'est le reflet de trouvailles successives, colligées depuis plus de trois ans.

1. Manialdo, *De partu prodigioso*, 1616, p. 4.
2. *Variétés Bordeloises*, t. I, p. 404.
3. « Il avoit pour Chirurgien un des plus habilles hommes du Royaume, c'estoit Monsieur Emery, lequel avec tous ses soins, avec toute son industrie & avec cette grande capacité dont il estoit pourveu, jointe à une expérience acquise par le travail de soixante ans... » (Guy de Chauliac, *La Grande Chirurgie*, Mingelousaux, traité II, p. 450.)

I

SUR LA TÊTE

LE TRÉPAN

1672. La Méthode de Simon Mingelousaux[1]; ses conseils.

Il est de notoriété vulgaire que, depuis une époque très reculée, cette intervention a été portée sur le crâne humain. Les découvertes faites un peu partout, dans les cavernes de la Lozère, dans la grotte de Baye, à Meudon, en Suisse, en Russie,

1. SIMON MINGELOUSAUX, fils de Jean Mingelousaux, est surtout connu par sa traduction de Guy de Chauliac. Naquit en 1613. Devint l'élève de Lopes et Maures; 1641, dicte le traité des plaies en général; 1658, est nommé médecin à Saint-Raphaël et dicte le traité des tumeurs contre nature; 1664, traite des maladies vénériennes; 1672, fait paraître sa traduction de Guy de Chauliac. Meurt en 1678. Consulter: Dr SOUS, *Notice biographique sur les Mingelousaux*, in *Journ. de médecine*, oct. 1894; J.-M. CAILLAU, *Éloge de J. et S. Mingelousaux*, in *Bulletin polymathique du Muséum*, 1817.

Ses *Remarques* sont les principaux documents que nous ayons sur la chirurgie et la médecine locales; en voici une très curieuse qui nous montre quel était à Bordeaux le traitement des *hydrophobes* à la fin du XVIIe siècle:

« Voicy ce qu'on fait icy:

« A mesme qu'on est mordu d'un chien dès le premier ou second iour, on se prépare pour aller à la mer; on part & quand on est arrivé à la teste de Buch qui est un lieu éloigné de douze lieũes de Bourdeaux, on va sur le rivage de la grand Mer, on prend quelque habitant du lieu qui sçait tout ce qu'il y a à faire dans une pareille rencontre, & après qu'on a fiché un bon pieu dans le sable, sur lequel la Mer pousse ses flots écumeux, la personne mordũe se depouille toute nũe à la réserve de quelque linge pour couvrir les parties honteuses, & empoignant ce pieu elle tourne le dos à la Mer, qui poussant ses flots vers le rivage passe pardessus tout son corps & va bienloing encore audelà, d'où elle se retire d'abord & la laisse en sec, puis un second flot revenant il repasse encore & mouille entierement le mordu ou la mordũe qui souffre que neuf flots consecutifs lui passent sur le corps, d'autres en souffrent treize aprez quoy on se retire, on s'essuye, on se chause, on se met sur des matelas pour se reposer, & on ne fait rien autre chose, tous estant persuadés qu'il y en a là assez pour ne mber iamais dans aucun accidant de la rage. »

en Amérique, ne laissent aucun doute à cet égard. Ce que l'on sait moins, c'est le but de l'opération; aujourd'hui, la théorie la plus en faveur est qu'on avait recours à cette pratique dans le cas de certaines névroses à grand décor, comme le mal comitial, le fameux *morbus sacer* des anciens, ou peut-être même l'hystérie[1].

C'est à Hippocrate qu'il faut remonter pour avoir la description d'un trépan et de la façon de s'en servir, et on eut beau perfectionner l'instrumentation, pendant tout le Moyen-Age et la Renaissance, les conseils d'Hippocrate, sur ce point comme sur tant d'autres, demeurèrent articles de foi indiscutés. Plus heureux que certaines interventions chirurgicales, jamais le trépan ne tomba en discrédit. Depuis la période hippocratique jusqu'à nos jours, on ne cessa de porter sur la boite cranienne la tarière ou la couronne tranchante. Mais, avant d'arriver aux méthodes de Dionis, de Belloste, de Garengeot, de J.-L. Petit, de Louis, de Ledran, de Sabatier, jusqu'à ce XVIIIe siècle où la cure au trépan fut si en faveur, beaucoup de chirurgiens attachèrent leur nom à des modifications plus ou moins heureuses de l'instrument primitif: au Moyen-Age, Paul d'Égine, Avicenne, Albucassis, Guillaume de Salicet, Henri de Mondeville, Guy de Chauliac, auquel on attribue — à tort d'ailleurs — l'invention de la pyramide centrale; Paré est celui qui, au XVIe siècle, donna les meilleures indications pour la méthode et les outils; parmi ses contemporains, J. de Vigo, Marianus Sanctus, Bérenger, André de la Croix s'y adonnèrent tout particulièrement. Une période de réaction ne tarda pas à succéder à la précédente: Vauguyen Boirel, Mehée de la Touche, Fabrice d'Aquapendente ne songent qu'à simplifier le vieil instrument, où le XVIe siècle avait mis par trop de fioritures.

A ce moment (nous sommes dans les dernières années du XVIIe siècle), on dut, à Bordeaux comme ailleurs, suivre bien exactement les préceptes donnés dans les manuels et les traités

1. Terrier et Péraire, *L'opération du trépan*, Paris, Alcan, 1898, in-8°, p. 2 et suiv.

de l'époque, et surtout revenir le plus souvent possible aux données d'Hippocrate. Nous regrettons de n'avoir rien pu découvrir de précis à ce sujet. Pourtant une allusion de Mingelousaux dans la *Remarque* suivante nous permet de croire que les résultats opératoires n'étaient pas toujours brillants à Saint-André : « Presque tous les trépanez mouroient, » dit-il. Hâtons-nous d'ajouter que Bordeaux ne devait pas faire exception à cette époque, où la malpropreté dans les hôpitaux était proverbiale. Faut-il s'étonner de ces pourritures, de ces gangrènes effrayantes, lorsqu'on songe que les mêmes linges et les mêmes pansements servaient indistinctement à tous les malades? Et pourtant les opérateurs sont excellents, les procédés sont les meilleurs. C'est encore Mingelousaux qui nous apprend que l'on emploie ici la tarière à lance des Bolonais et le trépan à chevilles des Parisiens; c'étaient des instruments relativement récents, ce qui indique que l'on était très au courant des différents procédés et qu'à Saint-André l'acte opératoire proprement dit ne laissait rien à désirer.

Voici ce passage, où Mingelousaux narre comment il opère et où il donne les moyens de remédier à ce triste état de choses[1] :

Parmy toutes les opérations que les chyrurgiens font sur la teſte de l'homme; il n'y en a pas de plus importante, n'y de plus fréquente que celle du trépan, laquelle on peut définir une induſtrieuſe ouverture de l'os de la tête par un inſtrument qu'on nomme trépan...

Et je puis dire à la gloire des Maistres Chyrurgiens François qu'au temps que j'écris, cette opération ſe fait ſi adroitement par eux & principalement par les Maiſtres jurez de la Ville de Bourdeaux, avec des inſtruments ſi bien inventés[2] & ſi bien travaillés, qu'ils ſurpaſſent non ſeulement tous les Anciens, mais encore tous ceux des autres nations du monde qui ſe meſlent de la faire[3].

1. Guy de Chauliac, *La Grande Chyrurgie traduite nouvellement en françois et enrichie de plusieurs remarques, par Maistre Simon Mingelousaux*, *Millange, Pierre du Coq, Simon Boé*, Bourdeaux, 1672, in-12, p. 1687.

2. Quels sont ces instruments? Que sont-ils devenus? Nous aurions été heureux d'en trouver au moins la description quelque part, mais toutes nos recherches sont demeurées vaines.

3. Allusion à l'École italienne que représentèrent brillamment, au XVIe siècle, Jean de Vigo et André de la Croix à Venise, Marianus Sanctus à Rome; au XVIIe, Fabrice d'Aquapendente à Pavie; et à l'École allemande qui employait, au milieu du XVIIe, l'élévatoire de Fabrice de Hilden.

...Pour bien faire cette opération : 1° On rasera le poil dans toute la circonférence de la playe. 2° On dilatera bien la playe pour l'application du trepan, si elle ne l'estoit pas, ou en la remplissant de charpy sec, ou par une incision faite en croix de Saint-André X, ou en forme d'un T capital[1] ou d'un grand V. Avant la faire qu'on taste & qu'on sonde avec le doigt, si par l'endroit qu'elle doit estre faite il passe quelqu'artere considerable ou quelque autre vaisseau afin de l'éviter ou de le lier pour empescher l'hemorragie. 3° En faisant l'incision qu'on ait soin de bien séparer le péricrane, d'avec le crane dans toute la partie de l'os qu'on veut emporter avec le trépan, car autrement on causeroit une douleur piquante au malade, il s'y fairoit inflammation & peut-être la mort surviendroit ensuite. 4° On arrestera le sang ou en tenant le doigt sur les vaisseaux coupez, ou avec du linge bruslé, ou avec du cotton, ou avec l'astringent de bol & de blanc d'œuf, qu'on laissera dessus durant tout un iour. 5° Le lendemain on faira l'opération...

Après avoir mis les choses en cet estat, je vous exhorte de bien peser les préceptes que nos anciens nous ont donnés pour bien faire cette opération...

Le premier est de n'appliquer point le trépan sur les sutures[2], p. c. q. on doit craindre de couper quelques vaisseaux qui passent tout au travers d'elles, aussi bien que quelques petites productions de la dure-mère qui servent d'origine au péricrane: pourtant l'expérience a fait voir qu'on pouvoit sans danger faire l'opération du trépan sur elles, par ce que on peut mettre ordre à tous les inconvéniens qu'il propose & qu'il n'y a pas tant à craindre comme on l'avoit imaginé.

Le second est de ne l'appliquer point sur les parties inférieures de la teste, de peur que la substance du cerveau ne sorte dehors par l'ouverture faite dans l'os, mais à mon avis c'est un peu trop craindre car cette substance n'est pas, ny molle, ni coulante pour sortir facilement, que cet accident ne vous détourne point quant la nécessité le demandera.

Le troisième est de n'appliquer pas le trépan sur les pariétaux des enfans de trois à quatre ans par ce que leurs os ne sont pas assez fermes

1. L'incision en T était recommandée par Hippocrate. De nos jours, elle a été remise en honneur par Lucas-Championnière, tandis que Velpeau donne la préférence à l'incision en V.

2. Ce soin d'éviter les sutures date d'Hippocrate, et, pendant de longs siècles, les chirurgiens prirent bien garde de n'en point approcher; maintenant cette idée tend de plus en plus à être généralement abandonnée. Pourtant, il est intéressant de noter que, dès 1530, Bérenger de Carpi n'hésitait pas à travailler en pleines sutures, et Garengeot, un autre précurseur (1731), posait la couronne aussi bien sur les sutures que sur les sinus. Mingelousaux lui-même se hâte de faire une restriction au précepte qu'il vient d'énoncer; il est probable qu'il avait été mis au courant des résultats de Bérenger de Carpi.

pour le ſoutenir; mais pourtant la néceſſité vous y peut obliger & votre adreſſe supplera ce deffaut.

Le quatrième de ne l'appliquer point ſur les temples, ſoit à cause de la dignité du muscle crotaphite[1], lequel eſtant inciſé, dit Hypocrate, cauſe une convulſion dans la partie oppoſée, ſoit à cauſe des vaiſſeaux conſiderables qui paſſent par ce muſcle : mais la néceſſité vous servira d'excuſe quand vous fairez l'opération ſur cette partie & le vois que nos Maiſtres la ſont très heureuſement, prenant garde de faire leur inciſion ſuivant en droit fil la rectitude des fibres de ce muscle.

Le cinquième eſt de ne l'appliquer point pour ces grandes fractures qui ſont dans l'os, dont les pièces ſe peuvent lever et laiſſer la dure-mère suffiſamment découverte pour donner iſſue au ſang ou à la ſanie qui pourroient eſtre répandus ſur elle.

Le ſixième & le dernier eſt de l'appliquer pas ſur les ſourcils, à cauſe que dans cet endroit il y a des cavitez remplies d'une humeur glaireuſe et d'air & que de plus l'os y est double...[2].

Lorſqu'on ſera obligé de la faire, ménagez, ſ'il ſe peut, que ce soit dans la partie la plus declive ou penchante de la fracture, le bleſſé eſtant couché, ſans avoir égard ny au troiſieme iour en eſté, ny au septième en hyver, ny au plein de la Lune, comme on ſaiſoit anciennement, mais en tout temps la neceſſité l'obligeant : on bouchera le oreilles du malade avec du cotton, ou bien ceux qui luy tiendront la teſte pendant l'opération les y fermeront avec leurs mains, ſans que cela l'effraye, ou bien qu'on luy appuye la teſte sur vn oreillé ſoutenu d'vne petite planchette : afin qu'elle n'enfonce pas ſous le trépan : on garnira les bords de la playe d'un linge trempé dans l'huile roſat & le vin rouge[3], afin que ſi par hazard le trépan y touchoit, il ne causât pas une nouvelle douleur, ou que les approches de l'air ne les altère pas. Ces précautions priſes, on appliquera le trépan maſle ſur l'os ſein à vn des coſtez de la fente ou de la fracture, ou à vn demy travers de doigt loin d'elle, puis en le preſſant doucement de la main gauche on le ſera tourner adroitement de la main droite, iusques à ce que ſes dents coupantes de la couronne ou ſcie ronde

1. Ce précepte, comme les précédents, est donné dans le *Traité* de Paré (Paris, 1628, p. 370), qui lui-même l'a emprunté à Hippocrate. Cette « dignité du muscle crotaphite » préoccupa beaucoup les vieux chirurgiens. Il est intéressant de se souvenir qu'à Bordeaux, en 1615, Étienne Audard prit pour sujet de sa thèse : « *Scavoir si la contraction du muscle crotaphite lorsque son congénère est incisé, est une vraie contraction.* »

2. Cette dernière recommandation est extraite de l'ouvrage de Paré; et celui-ci même, peu confiant dans les connaissances anatomiques de ses contemporains, ajoute malicieusement que le « chirurgien pourroit is'abuser ». (PARÉ, *Œuvres*, Paris, 1628, p. 370.)

3. L'usage de liqueurs alcooliques comme topiques sur les plaies, n'est-ce pas déjà comme le soupçon d'une antisepsie empirique? Déjà, au XIIIe siècle, dans cett opération, Henri de Mondeville employait des plumasseaux trempés dans du vin chaud.

ayent frayé un chemin dans l'os, & lors on oſte le trépan maſle (lequel porte ce nom à cauſe d'vn ſer pointu qu'il a dans ſon milieu afin qu'il ne s'ébranlle ny d'un costé ny d'autre) & on y met vn trépan ſemelle qui n'a pointe de ſer en ſon milieu & on continuë de couper l'os, en levant de temps en temps le trépan. 1° Pour voir ſi on coupe également l'os. 2° Pour obſerver iusques à quelle profondeur on aura coupé. 3° Pour nettoyer les dents du trepan entre leſquelles les ſcieures de l'os s'attachent & s'engagent. 4° Pour rafraichir les dents du trépan qui s'échauffent par le mouvement, & on les doit tremper dans l'huile roſat, ce qui faira encore qu'il coupera plus facilement & avec moins de bruit. Mais prenez ſoigneuſement garde qu'ayant coupé la première table & qu'eſtant venu au diploë (ce qui ſe connoit aux dents de la couronne, leſquelles se colorent ordinairement en ce lieu de rouge) d'aller plus lentement et plus prudemment en beſogne; car à meſme qu'on approchera de plus prèz de la dure-mère, à meſme auſſi doit-on plus ſouvent lever le trépan, pour reconnoiſtre si l'os eſt également coupé, pour preſſer un peu plus ſur la partie moins coupée que ſur l'autre & pour ſonder ſi l'os eſt avancé d'eſtre coupé, car on pourroit bien enfoncer le trépan & bleſſer la membrane, ſi on n'y regardoit pas ſouvent, ce qui eſt un des plus facheux accidens, & des plus à craindre dans cette opération.

Quand on ſera venu iusques au fonds de l'os, on ceſſera, & on taſchera de le lever doucement par le moyen de l'élévatoire[1], & après avec le lenticulaire[2] on coupera également les aſpretez & inégalitez qui reſtent dans l'os, on oſtera de deſſus la membrane les corps eſtrangers, on netoyera doucement la ſanie, & on appliquera deſſus pendant deux ou trois iours un linge de la grandeur de l'ouverture attaché à vn fil & trempé dans l'huile roſat puis au lieu d'huile, vous le tremperez dans du miel roſat meſlé à quelques goutes d'eau de vie, mettant par deſſus des plumaceaux, ou de la laine trempez en meſme huile iusques à ce que le trou soit remply, & on travaillera méthodiquement pour avancer la guériſon de la playe, qu'on couvrira toute de l'emplaſtre de bétonica ou de diacalciteos diſſouts dans l'huile roſat; on panſera le malade en hyver une fois le jour, & en eſté deux fois prenant ſur toutes choſes garde que le charpi & le linge qu'on met dans le trou & deſſus la playe ſoient bien net & qu'ils ſoient plus chauds que froids. Ce n'eſt pas ſans beaucoup de raiſon que ie vous exhorte à vous ſervir de linge bien net

1. Il y en eut de plus ou moins compliqués. Mondeville en usait d'un qui avait la forme d'un S italique; Paré en construisit un autre qui avait trois pieds; celui de Hilden était muni d'une vis, etc.

2. Couteau dont la pointe se terminait par une surface mousse en forme de lentille, d'où son nom; fut inventé au IIe siècle par Galien, qui l'appelle φακωτός. Henri de Mondeville et Paré le reprirent et le perfectionnèrent au XIIIe et au XVIe siècle.

dans cette occaſion, & je n'entends pas par ce mot de net, qu'il ſoit blanc, mais je veux dire qu'il n'ait point iamais ſervy à penſer d'autres playes, ny des ulcères, ny qu'il n'ait pas eſté employé pour les uſages des malades, comme on le fait ordinairement dans les Hoſpitaux, car dans celuy de Bourdeaux i'ay veu & remarqué avec Monſieur de Laſcours mon très digne collegue et Médecin de cette maiſon que preſque tous les trépanez en ce lieu-là, quoy que les opérations fuſſent faites aussi bien qu'on le pouvoit déſirer, mouroient : & en recherchant les raiſons de ces évènements funeſtes, nous n'en avons apperçeu que deux; l'une le mauvais air qui règne dans les Hoſpitaux ordinairement, & l'autre l'usage du charpi & du linge lequel quoy que blanchy retient certains petits corpuſcules ou écoulemens, les autres diſent une mumie maligne qui venoit à eſtre réveillée par la chaleur, & par la fanie de la partie qu'on panſe, fermente les humeurs qui y abordent, les corrompent d'une manière ſi pernicieuſe que la mort ſurvient au bleſſé contre toute ſorte d'apparence; j'eſpère que cet advertiſſement sera utile au public et au particulier. Voyez ie vous prie ſi ces linges dont on ſert dans ces playes avoient ſervy à froter des vérolez, ou des écrouellez combien il fairoit de ravage, puisque n'ayant d'ordinaire ſervy qu'à eſſuyer des corps malades et suans ils cauſent la mort.

Cet appel de Mingelousaux fut-il écouté? Sans doute, pendant bien longtemps encore on dut suivre les errements d'autrefois, qu'encourageaient dans les hôpitaux la paresse et l'ignorance des garçons et des filles de salle. Les copieuses suppurations du XVIIIe siècle ne sont pas, hélas! pour nous donner la preuve du contraire[1].

1. Jean Dupuy, chirurgien bordelais, aurait inventé, paraît-il, au XVIIIe siècle, divers instruments pour pratiquer l'opération du trépan; toutes les recherches que nous avons faites dans ce sens n'ont pas abouti.

PLAIES DE LA TÊTE

1769. — Procédé de Guillaume Martin quand l'os est mis à nu.

Jusqu'au XVIIIe siècle, lorsqu'une plaie de la tête intéressait l'os, on avait toujours recours à l'emploi des suppuratifs. Les auteurs ne tarissaient pas d'éloges sur cette méthode et cherchaient par tous les moyens à donner naissance « à cette humeur qui s'épanchoit dans les brides celluleuses et qui formoit une substance plastique qui régénéroit les chairs ». L'os, ainsi mis à nu, ne tardait pas à s'exfolier, et cette complication pendant bien longtemps fut prise pour une condition nécessaire de guérison.

Guillaume Martin[1], chirurgien de Bordeaux, réagit le premier contre ce non-sens de thérapeutique, et aux anciens suppuratifs il substitue les desséchants. Voici ce qu'il fait dans ces grands délabrements du cuir chevelu : il applique un plumasseau sec, fait de bonne charpie, et sur l'os même des petites languettes de linge ointes de cérat; enfin, il prend soin de détruire à la pierre infernale les bourgeons charnus à mesure qu'ils se forment. « Et jamais dans ce cas, nous dit-il, je n'ai remarqué l'exfoliation de l'os. »

1. G. MARTIN, *Sur les decouvertures des os* (*Journal de médecine*, Paris, Vincent, 1769, t. II, p. 80).

II

SUR LA POITRINE

L'EMPYÈME

La méthode usitée par les chirurgiens bordelais à la fin du XVIIe siècle

Au Moyen-Age, l'ouverture voulue de la poitrine fut une opération rare, et dans les différents traités de cette époque il n'en est presque jamais fait mention. On s'attachait plus particulièrement aux plaies pénétrantes de cette région et aux épanchements qui en étaient la conséquence; il semble qu'on eût oublié tous les conseils donnés autrefois par Hippocrate et son Ecole pour pratiquer l'ouverture du thorax, alors qu'il est envahi par des collections séreuses ou purulentes. Il est vrai que l'incertitude du diagnostic était fort grande : car, la plupart du temps, pour le confirmer, Hippocrate se contentait de secouer le malade par les épaules et d'écouter le bruit de flot. Quant à l'ouverture proprement dite, il la pratiquait au fer rouge ou au bistouri, avec une préférence marquée pour ce dernier; puis il injectait dans la cavité thoracique du vin et de l'huile tièdes; enfin, il plaçait à demeure une canule d'étain pour permettre au pus de s'écouler.

Galien, au IIe siècle, pratique encore l'opération de l'empyème comme la faisait Hippocrate, mais en la perfectionnant; c'est à lui que l'on doit attribuer l'idée du premier appareil aspirateur; c'est une seringue qu'il appelle πυουλκός, et dont il se servait alors que la sortie spontanée du liquide ne se produisait pas.

Puis cette opération tombe dans l'oubli, et jusqu'au XVIIe siècle elle n'est citée que bien rarement, plutôt à titre de curiosité; le plus souvent ce sont de longues et stériles discussions sur l'avantage du fer ou du feu pour pratiquer l'ouverture. Pourtant, à la fin du XVIIe siècle, il se produit une réhabilitation de l'empyème, et cette opération est de plus en plus fréquente; mais, tandis qu'un peu partout on emploie soit le fer rouge, soit le bistouri, à Bordeaux S. Mingelousaux et les chirurgiens bordelais se servent du cautère potentiel, c'est-à-dire des différents caustiques alors si fort en faveur pour la cure de la hernie. Et même il paraît qu'ici les résultats obtenus étaient très satisfaisants, s'il faut en croire l'observation que voici[1]:

> Cette operation est aujourd'huy très fréquante, & ie puis asseurer que ie l'ay veuë executer aux Maistre Chirurgiens de cette Ville très souvent & très heureusement. Voicy à peu prez la façon de la bien faire :
>
> On applique un caûtère potentiel d'une juste grandeur entre la quatrième ou la cinquième coste ou bien entre la cinquième et la sixième, comme veut Fabrice d'Aquapendente à six bons travers de doigts de l'espine, de quoy il donne la raison en ces propres termes. Parce que le diaphragme ne remonte pas plus haut quand il se voûte & s'affaisse en l'expiration libre, ny les poulmons ne descendent pas plus bas quand ils se compriment, de quoy i'ay fait souvent l'épreuve à la veuë de tous les assistans au Théâtre anatomique, en plantant un petit bistory entre la cinquième & et la sixième coste, car nous avons veu que ny le diaphragme ny les poulmons n'en avoient point esté offencez, mais que le bistory estoit arrivé justement aux confins de l'un & de l'autre. Par cette application du cautère on oste à la partie le sentiment, car elle demeure bruslée, &, l'escarre venant à tomber, l'ouverture est plus long temps à se fermer, & on n'est pas obligé de la dilater par les tentes ce qui est très douloureux, outre que par là on s'exempte à mon advis de tout ce grand mystère que les autheurs font quand ils proposent la section seule pour ouvrir le thorax, qu'ils recommandent de faire obliquement à cause de la contrariété des fibres qui se trouvent entre les muscles intercostaux externes & internes, car estant bruslées par le cautère potentiel on n'a rien plus à ménager qu'à pousser hardiment le bistory au travers de l'escarre ayant premièrement garny son tranchant d'un

1. Guy de Chauliac, *La Grande Chirurgie*, 1672, traité III, p. 220.

linge à la réferve de ce qu'on juge qu'il en faut pour pénetrer jufque dans la capacité de la poitrine[1], on ne doit pas pouffer tout d'un coup mais peu à peu commençant de haut en bas. Si vous me demandez combien de temps il faut que le cautère demeure appliqué avant qu'on vienne à fe fervir du biftory je vous répondray que cela dépend de fon activité ou prompte ou lante produifant fon effet tantôt pluftot & tantoft plus tard : mais ordinairement dans deux ou trois heures.

Après avoir donc pouffé le biftory jufques au dedans, avant le retirer il faut introduire une fonde dans l'ouverture, afin de conduire et de loger avec plus de fûreté une canule d'argent, laquelle doit eftre un peu plate & courbée par le bout qui entre dans la poitrine, & affez longue pour atteindre jufques au pus fans pourtant toucher les poumons, & par le bout qui refte dehors, elle doit être garnie de deux petits anneaux pour y pouvoir paffer des rubans afin qu'en les liant au travers du corps elle ne tombe pas dedans. C'eft par cette canule qu'on vuide à diverfes reprifes & peu à peu la matière purulente : car fi on la vuidoit toute à la fois le malade tomberoit en fyncope par une trop grande diffipation d'efprits & de chaleur[2], fans compter que l'air froid y entrant trop abondament offençeroit les parties internes qui n'en peuvent fouffrir les approches sans en être beaucoup incommodés[3]; après avoir fuffifamment vuidé de la matière à chaque reprife (Fabrice dit demy-livre ou environ) on ferme la canule, & par deffus on met un grand emplâtre de betonica ou de diapalma, faifant un bandage contentif & penfant le malade une ou deux fois par jour felon que les forces & la quantité de la matière vous y obligent, continuant jufques a ce quelle foit toute épuifée & fi quelquefois elle est fi epaiffe qu'elle ne puiffe pas fortir facilement & tout d'un fil, il faut faire en forte que le malade fe tourne fur le cofté percé, qu'il touffe, & qu'il se remuë doucement; que fi avec ces précautions elle ne peut pas fortir qu'avec beaucoup de peine il faut faire une injection dans la poitrine avec la décoction d'orge, sur deux livres de laquelle

1. C'est textuellement la recommandation que fait Hippocrate pour pratiquer l'ouverture de la plèvre au bistouri.

2. Bien que cette remarque d'Hippocrate soit assez juste, de tels accidents ne se produisent que lorsqu'on a recours à des appareils aspirateurs et qu'on ne prend les précautions nécessaires. Dans le cas actuel, rien n'est plus facile que de modérer l'écoulement du pus soit avec une compresse, soit avec les doigts.

3. Il ne faut pas oublier que nous sommes en pleine période de discussion au sujet du danger de la pénétration de l'air dans la plèvre; Bartholin dit oui, et Bontius dit non. Et pendant tout le XIXe siècle les avis demeurèrent ainsi partagés. A l'heure actuelle, notre collègue et ami le Dr Cazamian, médecin de la Marine, dans une remarquable thèse soutenue devant la Faculté de Bordeaux (*Le Pneumothorax opératoire*, nov. 1902), vient non seulement de mettre au point cette question depuis si longtemps pendante, mais de la présenter sous un jour tout nouveau. On pourrait, en se basant sur des données nouvelles, arriver à manier sans trop de danger « ce terrible épouvantail ». Il suffirait d'un peu d'adresse et de physiologie.

on diſſoudra quatre onces miel, n'en pouſſant que deux ou trois onces à la fois & la reïterant deux ou trois fois par jour : prenez garde de ne pas faire bouillir dans voſtre décoctiõ des herbes ny des racines chaudes ou amères parce que leur acrimonie ſont incommodes & qu'elles cauſent des mauvais goûts qui ſont tres faſcheux; enfin, ſi par toutes ces inventions, les matières ne ſortoient pas, il faudroit une ſeringue appellée par les Grecs *piulcos*, dont le canon eſt recourbée & un peu gros, par laquelle on attireroit & on ſucceroit le pus pour veu que le bout y touchât sans quoi on n'attireroit que de l'air; quand les matières ſeront epuisées, il faudra déterger et nettoyer la poitrine par des injections faites de cette manière.

P. P. de la leſcive des cendres de ferments, faites y bouillir des feuilles de ſcabieuſe, d'agrimoine, de padane, d'equiſetum de chacun une poignée, des baluſtes & des lentilles de chacun une once, qu'on mette quatre onces de bon miel roſat ſur deux livres de décoction, & qu'on s'en ſerve deux ou trois fois par jour, en y laiſſant à chaque fois un peu, qu'on vuidera en levant l'appareil, & on continuera juſques à ce que la mondification soit parfaite ce qu'on juge quand on voit que l'injection en ſort aussi nette que quand elle y a été pouſſée. Lors qu'on voudra scavoir ſi le malade échapera du péril dans le quel il ſe trouve, il faudra conſiderer les qualités du pus, & les utilitéz qu'il ressent du traitement; car ſi la fièvre diminuë ou ceſſe, ſi la reſpiration eſt libre, que l'haleine perde ſa puanteur, que les autres accidens s'abatent, que le pus ſoit égal, blanc, médiocrement épais, & très peu puant, qu'il ne ſorte pas en abondance, on pourra raisonnablement croire qu'il guérira; mais s'il paroiſt des ſignes tous contraires à ceux-ci, on peut prédire ou qu'il mourra tabide et maraſmé ou qu'il reſtera une fiſtule par laquelle les parties internes ſe deſſecheront inceſſamment & et dont on ne guérira pas facilement. I'ay veu dans noſtre hoſpital de Bourdeaux un empyique auquel on avoit fait l'opération par laquelle il ne ſortit jamais une goutte de pus quoy qu'il en crachât, de ſorte qu'on croyoit que l'ouverture avoit eſté faite un peu trop haut. Le malade mourut, ie fis ouvrir ſon corps, & on vit que l'operation avoit été très bien faite, & qu'elle portoit préciſement ſur le milieu de l'amas, mais la matière eſtoit renfermée et epaiſſie comme du ſuif entre les costes et la pleure; on avoit à mon avis trop attendu à faire l'opération & l'ardeur de la fièvre avoit cependant deſſeché la matière purulante dont la partie la plus ſéreuſe, à ce que ie juge, paſſant au travers de la plévre eſtoit attirée par le poumon, & rejettée par les crachats.

Cette opération, si fréquente vers le milieu du XVIIe siècle, dans les dernières années du XVIIIe, est devenue une véritable rareté. Dans les cas d'empyème, et quelle que soit la gravité du mal, on préfère temporiser qu'intervenir. Martin, de Bordeaux, remarque bien la chose et la déplore. Aussi insère-t-il dans le *Journal de Médecine* de 1763 l'observation d'un *empyème qui auroit sauvé le malade si on l'avoit pratiqué*[1]. C'est le cas d'un enfant qui tombe sur le côté droit de la poitrine. Douleur, fièvre; une tumeur se forme à l'endroit blessé. Le chirurgien appelé ordonne des cataplasmes de mie de pain; l'enfant meurt. A l'autopsie, on trouve trois pintes de pus, un épaississement de la plèvre et des granulations à sa surface. En examinant ces faits, le chirurgien bordelais regrette qu'on ne soit pas intervenu à temps, car on aurait probablement sauvé le malade. « Beaucoup de praticiens, ajoute-t-il, disent que les succès de cette opération sont douteux; mais ne pourroit-on pas attribuer la cause au retard de cette opération? Si tous les chirurgiens le pensoient ainsi, ne sauveroit-on pas plusieurs malades par une opération qui est très rare et qui nous deviendroit familière? »

Cette phrase sonne aujourd'hui bien étrangement, alors que cette intervention est devenue vulgaire et que l'antisepsie en a multiplié les succès.

1. G. Martin, *Sur un empyème qui auroit sauvé le malade si on l'avoit pratiqué* (*Journal de Médecine*, Paris, Vincent, 1763, t. II, p. 352).

PLAIES DE LA POITRINE

1735. Pansement imaginé par Dupont pour une plaie de la poitrine.

Nous avons pensé qu'il ne serait pas sans intérêt de placer à la fin de ce chapitre de l'empyème une très originale observation sur le traitement d'une plaie de la poitrine[1]. Elle est due à Dupont, chirurgien bordelais, fut écrite en 1735 et jugée digne d'être consignée sur le *Registre de la Société académique de chirurgie de Bordeaux*. Nous l'avons trouvée dans les débris qu'a épargnés l'incendie de 1862 et qui sont déposés aux Archives municipales. Malgré sa longueur, nous la reproduisons en entier, parce qu'elle est certainement fort peu connue et que c'est une véritable curiosité de chirurgie locale.

Août 1735. Pierre Pichebourg agé de 55 ans fait une chute sur une grille de fer, dont une des pointes barbelées lui pénètre dans la poitrine. A la palpation on trouve deux côtes fracturées en plusieurs endroits; on relève les fragments. Pourtant, « le malade se plaignoit toujours, dit l'auteur, que quelque chose le piquoit au dedans, ce qui m'obligea à introduire de nouveau mon doigt dans la plaie pour découvrir ce qui pouvoit en être la cause. J'observai que la 4e des fausses côtes étoit fracturée en deux endroits de sa portion osseuse du côté du cartilage qui l'unit au sternum en sorte que l'extremité fracturée qui avoisinoit l'ouverture pénétrante se portoit en dedans et étoit sans soutien, je la relevai avec le bout de mon doigt et pansai ensuite la plaie en y introduisant une languette de linge attachée à un fil que je laissai pendre hors de la plaie, j'achevai de la remplir de charpie brutte, je couvris le tout d'une grande compresse trempée dans parties égales d'eau de vie et d'eau marine chaude, et assujétis mon appareil par

1. *Observation sur une plaie pénétrante de la poitrine, compliquée des fractures des deux fausses côtes, l'une d'icelles rompue en deux endroits et épanchement de sang dans la capacité, p. M. Dupont, conseiller du comité, 10 septembre 1767*. Archives municipales. *Registre de la Société académique de chirurgie de Bordeaux, etc.* Série GG, n° 291. Ms.

le bandage de corps je resaigné le malade le soir, ce que je fis reïterer deux fois pendant la nuit, je lui ordonnai un régime bien sévère et le mis à l'usage d'une ptisane faite avec une legère décoction de feuilles d'aigremoine et de lierre terrestre. Je me retirai fort préocupé de ce que le blessé se plaignoit toujours que quelque chose le piquoit au fond de la plaie et des accidents qui devoient nécessairement résulter de cette extrémité de côte enfoncée. Convaincu d'ailleurs que l'union des corps consiste dans leur contact intime et réciproque, que les parties divisées contre l'ordre naturel ne pouvoient se réunir sans ce moyen, j'imaginai de faire à cette portion de côte une ligature pour la maintenir au niveau du bout postérieur qui conservoit sa situation naturelle. Et pour cet effet je préparai une cheville faite avec un morceau de bougie de la longueur d'environ quatre bons travers de doigts, que je garnis de taffetas ciré et bien roulé par-dessus pour en augmenter la solidité et empecher qu'elle ne fut ramollie par la chaleur des parties où je voulois l'appliquer. Je me munis aussi d'une aiguille courbe enfilée d'un cordonet ou ruban de fil ciré de quatre brins.

Je me transportai le lendemain bon matin ches le malade a qui je trouvai peu de fièvre, mais se plaignoit toujours que quelque chose le piquoit audessus; aiant préparé mon appareil, je découvris la plaie, je pris l'aiguille et en cachai la pointe sur le gros du bout de mon doigt index de la main droite : je l'introduisis ainsi dans la poitrine en suivant la face interne de l'extremité de la côte fracturée et enfoncée, et en la relevant en même tems je perçai avec la pointe de l'aiguille les muscles intercostaux et tout ce qui étoit compris entre la 4e et la 5e des fausses côtes, à environ trois ou quatre lignes en deça du bout flottant de la côte rompue. Je retirai l'aiguille avec la main gauche et laissé l'un des bouts du fil pendre à l'angle intérieur de la plaie, je coupai l'autre près de la tête de l'aiguille, l'aiant fait sortir d'une longueur convenable. Je posai ensuite la cheville entre les deux bouts du fil et en travers de la plaie en sorte qu'elle débordoit sur les téguments de chaque lèvre d'icelle d'environ deux pouces. Je soulevai doucement la portion de la côte enfoncée en relevant les deux bouts du cordon de fil avec lequel je le fixai sur la bougie par un nœud simple et une rosette. Après avoir retranché les portions inutiles au fil, je pansai le blessé simplement avec un bordonet applati imbu d'eau de vie et lié d'un fil simple, je mis par dessus un grand plumaceau trempé dans la même liqueur exprimé et garni légèrement de beaume d'arcéus, une compresse comme le jour précédent et le bandage de corps. Je continuai ainsi les pancements pendant quinze jours une fois par jour seulement. La suppuration s'établit, sans être trop copieuse; après quoi je coupai avec précaution le fil et otai la cheville, enfin je continuai le pansement comme j'avois déjà fait. La plaie fut incarnée, mondifiée et cicatrisée sans que j'aperçus aucune exfoliation sensible et le blessé fut radicalement guéri dans l'espace de quarante-cinq jours. Il a vécu plus de quinze ans après cet accident, sans en ressentir la moindre incommodité quoiqu'en travaillant toujours à la vigne. »

III

SUR L'ABDOMEN

LA HERNIE

XVIIe siècle. Comment Simon Mingelousaux traitait la hernie. — Merveilleux topique de Jean de Mingelousaux[1] pour la guérir. — XVIIIe siècle. Un nommé Perron jouit à Bordeaux d'une grande réputation comme bandagiste. — Réflexions et conseils de Guillaume Martin sur la hernie.

Pendant bien longtemps on crut que la cure sanglante de la hernie n'était véritablement radicale qu'à la condition de sacrifier le testicule; peut-être, si l'on recherchait bien l'origine de cette méthode (?), on reconnaîtrait, au début, l'ignorance et, plus tard, une mauvaise foi n'excluant pas la maladresse. Et pourtant Celse, qui le premier traita de la hernie, ne touchait pas au testicule. Oribase, au IIe siècle, et Aétius, au Ve, se contentaient de disséquer le sac. C'est Paul d'Égine, au VIIe siècle, qui semble avoir insisté le premier, en la recommandant, sur cette inutile et déplorable mutilation. A partir de cette époque, systématiquement on supprime la fonction testiculaire, soit en sectionnant le

1. J. Mingelousaux (1567-1615) fut l'élève de Maniald. Élu en 1597 abbé des garçons chirurgiens. 1601. Remplace Lafargue comme chirurgien de peste. 1607. Est nommé bourgeois de Bordeaux. 1611. Reçu maître en chirurgie. 1631. Donne sa démission de chirurgien de peste. 1632. Soigne Richelieu.

Par une cruelle ironie du sort, après avoir taillé toute sa vie, il mourut lui-même victime de la pierre, au milieu des plus grandes souffrances (1615 ?). Il eut plusieurs enfants: l'un d'eux, Simon Mingelousaux, est le célèbre traducteur de Guy de Chauliac.

cordon, soit tout simplement en enlevant le testicule. Ainsi firent Avicenne, Albucassis, Ali-Habbas, au xe siècle; Gérard de Crémone, Hugues Lucques, Guillaume de Salicet, au xiie; la fameuse École de Salerne et celle de Paris, si florissante pendant le xiiie siècle, ne tentèrent pas de modifier cet état de choses, et même Guy de Chauliac, au xive, soutient que toutes les fois où l'on ne touche pas au testicule « les résultats sont incomplets et fallaces ».

C'est pourtant à l'un de ses contemporains que nous sommes redevables d'une modification très importante dans la technique opératoire: Béraud Methis invente le *point doré*. Dans cette méthode, dont nous dirons deux mots tout à l'heure, on s'efforçait de respecter le testicule en ne portant qu'une ligature assez lâche sur le cordon.

Puis, au xve et au xvie siècle, l'École italienne recommande différents bandages herniaires, qui ont un réel succès, cependant que les campagnes sont encore infestées de ces charlatans châtreurs, qui *taillent la pierre, abattent la cataracte et travaillent la hergne*. On cite un de ces chevaliers d'industrie qui, bon an mal an, ne mutilait pas moins de deux cents individus.

Il est probable que la ville de Bordeaux eut, elle aussi, à subir toutes ces vicissitudes; c'est encore à Mingelousaux que nous devons, à la fin du xviie siècle, la mise au point des différentes méthodes alors en usage, tous procédés cruels et barbares et qui pourtant attiraient tant de malheureux. Comment ces gens n'hésitaient-ils pas à souffrir toutes ces tortures, alors qu'un bandage pouvait si facilement corriger leur infirmité? Il est vrai qu'il y avait une certaine variété dans le choix des méthodes, et si la qualité n'y figurait pas toujours, du moins leur nombre était fort respectable. Il y avait la méthode au cautère actuel : le malade était préalablement soumis à la diète, puis purgé; mis debout, on le faisait tousser et on indiquait à l'encre le point saillant de la hernie; ensuite, il était étendu et on appliquait le fer rouge *jusqu'à dépouiller l'os du pubis*. Enfin, le patient était maintenu pendant longtemps sur le dos jusqu'à la chute de l'eschare, et devait porter un bandage préventif dans la suite.

Dans le deuxième procédé, celui du cautère potentiel, on obtenait la plaie par l'application soit de pierre infernale, soit de vitriol, soit d'arsenic, ce qui amenait presque toujours la destruction des vaisseaux spermatiques. Déjà, cette opération, qui était la méthode favorite de Guy de Chauliac, était, nous dit Mingelousaux, bien tombée en discrédit à la fin du XVIIe siècle.

Les spécialistes de l'époque usaient plutôt du bistouri et, d'ailleurs, avec des résultats déplorables[1] :

> Ceux qui font en ce fiècle une profeffion particulière de traiter les hernies par la chirurgie fe fervent plûtoft du biftory courbe pour couper la production du péritoine & le tefticule, que des autres manières d'opérer, & quoyqu'ils promettent de n'emporter pas le tefticule, ils le font pourtant, & ce font des fripons, & non pas des chirurgiens, à qui on devroit interdire d'opérer, car ils font très ignorans.

D'autres, plus consciencieux, adoptèrent les préceptes de Béraud Methis et posèrent le *point doré :* purgatifs et réduction de la hernie; incision qui permettait de soulever le cordon et de le lier avec attention au fil d'or, de plomb ou à la ficelle, de façon à ne pas le léser et à ne pas permettre à la hernie de se reformer.

Telles étaient les méthodes que Simon Mingelousaux avait sous les yeux et que son esprit critique ne devait pas tarder à condamner. D'une façon générale, il déconseille toutes ces méthodes qui ne promettent qu'une guérison très aléatoire et une infirmité à peu près certaine. Il ne croit de véritablement salutaire que le port d'un bandage ou l'application d'un topique[2].

> Ie préférerois donc le port du bandage et l'application des remèdes desquels Guidon parle à tout le refte, & fi i'avois à traiter quelqu'un ie

1. GUY DE CHAULIAC, *La Grande Chirurgie, avec remarques de Mingelousaux*, 1672, traité VI, p. 698.
2. GUY DE CHAULIAC, *La Grande Chirurgie*, traité VI, p. 700.

confidérerois à qui i'aurois affaire, ou à un enfant, ou à un ieune homme, ou à un vieillard, & à toutes ces fortes de gens, ie les prierois de s'affuiettir au port du bandage, car par ce moyen ie guérirois immanquablement les enfans iufqu'à quatorze ans, & ie foulagerois fans doute les autres fans les précipiter dans aucun danger, fans conter que plufieurs d'entr'eux pourroient auffi guérir avec le temps, car ie fçay, par expérience, & par le rapport que m'en a fait Monsieur Ragot, un de nos bons Maiftres chirurgiens & qui eft très entendu dans les différentes fortes de bandages dont on fe fert dans de pareilles rencontres, que plufieurs en portant ordinairement un bandage fe font à la fin trouvés guéris de leurs hernies.

Tout en donnant ces co' seils si sages, Mingelousaux ne cessait pas d'être de son t:mps : car si le XVIIe siècle avait imaginé la *suture royale,* où trop souvent encore on faisait fi du testicule, parallèlement beaucoup de praticiens préconisaient des onguents, des spécifiques, des eaux, le tout catalogués sous la rubrique de *hernaria.* Qu'on nous permette de rapporter une de ces curieuses recettes, bien locale puisqu'elle fut inventée par le père du célèbre commentateur, et bien excellente, puisque, parait-il, les guérisons étaient habituelles [1] :

Deffunt mon père Iean de Mingeloufaulx, Maiftre Chirurgien Iuré de cette Ville, a guéry pendant fa vie plufieurs enfans & grands garçons ; voicy fa méthode : il préparoit le vinaigre fuivant. Il prenoit des racines de grande confolde fix onces, des fueilles d'ophioglosson, & de herniaria de chacun trois poignées, il faifoit infufer le tout dans trois liures de bon vinaigre blanc pendant quelques iours, après quoy il couloit le vinaigre, & mettoit dans une liure de litarge en poudre, il l'exposoit au foleil durant quatre ou cinq iours, pendant lesquels on remuoit fouvent ce vinaigre, & cette litarge qui eftoit dans une bonne phiole, il filtroit après ce vinaigre, & il le gardoit, il le faifoit tiedir, & il trempoit dedans un linge plié en trois ou quatre doubles, et l'appliquoit foir et matin fur le trou par où l'inteftin tomboit, et par deffus ce linge il faifoit porter un bon bandage qui comprimoit et bouchoit le trou.

Tous les matins, après avoir penfé le malade de cette manière, il lui fefoit mãger une once de racines de confolida major confite ou il faifoit boire de deux en deux iours à ieun trois onces d'eau de herniaria, & par cette méthode il guériffoit les enfans & les adolefcens.

1. Guy de Chauliac, *La Grande Chirurgie*, traité VI. p. 791

Sans doute, le liniment du vieux Mingelousaux ne devait pas toujours avoir les beaux succès que lui attribue la piété filiale de Simon, mais du moins il n'exposait pas le malade aux suites si dangereuses de l'opération de la hernie à cette époque. Et puis ce pansement, « qui comprimoit et bouchoit le trou, » c'est déjà le premier pas vers les bandages qui vont faire fureur au XVIIIe siècle. A ce moment, nous voyons, dans toutes les villes de France, les jurats donner à certains individus l'autorisation de soigner la hernie et de vendre des bandages à cet effet. Bordeaux en eut un dont les appareils jouirent d'une certaine réputation et qui mérite d'être cité : c'est un nommé Perron, qui, vers le milieu du XVIIIe siècle, quitta Paris pour venir s'établir ici; c'est comme habile bandagiste qu'il est reçu au Collège des Maîtres en Chirurgie de la Ville de Bordeaux. Il se vante de trente-deux années passées dans son service à l'Hôtel royal des Invalides, et rapporte non seulement une grande pratique, mais aussi quelques appareils dont il réclame la découverte :

C'est à la fuite de ces obfervations[1] que j'ai réuffi a inventer & a appliquer avec succès des Bandages en acier très légers et très commodes. Après avoir réduit les parties qui forment la Hernie dans les lieux qui leur conviennent, j'ai trouvé l'art de les contenir d'une manière fûre & invariable. Je me fuis convaincu de la néceffité de varier leur forme, non feulement fur la nature de la defcente, le lieu qu'elle occupe, &a, mais encore fuivant fon ancienneté, l'âge, le fexe & le tempérammment de ceux qui font dans le cas d'en avoir befoin; je puis encore corriger et perfectionner ceux que d'autres Artiftes auroient manqués & qui dans certains cas peuvent fervir & même devenir utiles.

Et, après délibération, la jurade donne l'avis suivant :

Nous avons lû les Reflexions ci-deffus fur les hernies. Nous croyons que l'impreffion doit en être permife, afin que le Public, inftruit de l'expérience et de l'habileté du fieur Perron pour le traitement des maladies herniaires, puiffe, dans le cas de ces accidens dont les fuites

1. J.-G. Perron, *Réflexions sur les hernies ou descentes et sur les bandages propres à les contenir*, Bordeaux, in-8, 1765, p. 10.

font fi fouvent fi funeftes, être à même de profiter de fes talents, dont il rapporte les témoignages les plus autentiques. Délibéré à Bordeaux, le 10 Janvier 1765.

PINEL,
Procureur-Syndic de la Ville.

Permis d'imprimer.
Délibéré en Jurade, ce 10 Janvier 1765.

SÉGUR,
Lieutenant de Maire.

Mais, à côté du traitement palliatif, la cure sanglante n'avait cessé d'être pratiquée; la preuve nous en est donnée par plusieurs *Observations* que Guillaume Martin, chirurgien à l'hôpital Saint-André, fit paraître dans le *Journal de Médecine, de Chirurgie et de Pharmacie.* C'est lui qui, un des premiers, appelle l'attention sur les dangers de l'intervention quand l'opérateur y apporte trop de précipitation ou une hésitation funeste.

D'abord, c'est un exemple de hernie étranglée[1], un cas malheureux où le malade, après avoir refusé trop longtemps l'intervention, mourut. Aussi il ajoute qu'il a bien soin d'agir dès les premiers accidents de l'étranglement, de surveiller de très près une hernie qui, après cinq à six jours de symptômes alarmants, rentre brusquement, et enfin, s'il suppose que les matières fécales ont forcé l'intestin, d'ouvrir immédiatement.

Une telle attitude lui a toujours donné de bons résultats, témoin le cas de Marie Bossuet[2], qui présentait dans le pli de l'aine une tumeur rouge et érysipélateuse. Martin pratique aussitôt l'incision; pansement arrosé d'une décoction d'eau miellée, emplâtre d'onguent de la Mère, plumasseau soutenu par l'inguinal; enfin, comme traitement général, quelques minoratifs. Guérison.

C'est encore lui qui insiste pour qu'on n'opère pas aveuglé-

1. G. MARTIN, *Sur une hernie avec gangrène* (*Journal de Médecine*, Paris, Vincent, 1766, in-16, t. I, p. 250).
2. G. MARTIN, *Sur une hernie avec gangrène* (*Journal de Médecine*, Paris, Vincent, 1767, in-16, t. II, p. 578).

ment toutes les hernies, et entre autres celles qui ont perdu droit de séjour[1]; et il remarque que, malgré la grande élasticité des parois abdominales qui peuvent se prêter aux dimensions énormes de l'ascite et de la grossesse, on ne peut pas cependant songer à maintenir dans la cavité de l'abdomen des hernies par trop volumineuses: car, tandis que dans le premier cas la distension se fait progressivement, dans le deuxième elle est brusque et peut amener les accidents les plus graves.

1. *Observation qui prouve le danger qu'il y a d'opérer les hernies qui font un trop gros volume* (*Journal de Médecine*, 1768, t. II, p. 168).

PLAIES DE L'ABDOMEN

1764. Du traitement que fit Lafourcade père pour une plaie de l'abdomen à grands délabrements.

Mais les vieux chirurgiens n'avaient pas exclusivement à pratiquer la grande opération de la hernie; il fallait bien, le cas échéant, panser tous les traumatismes qui siégeaient sur la région abdominale. Or, nous devons à Lafourcade père[1] une observation qui montre très bien comment on favorisait ici la guérison de ces blessures. C'est une note manuscrite que nous avons trouvée aux Archives municipales, dans les cartons consacrés aux chirurgiens des XVIe, XVIIe et XVIIIe siècles.

21 juillet 1764. Bernard Dejan, 62 ans, vigneron dans la paroisse de Mérignac, est attaqué par un taureau et reçoit dans le bas-ventre un coup de corne qui lui fait « une playe contufe à lambeaux avec déchirement et d'une figure très irrégulière ». Les intestins sont sortis et traînent à terre. Lafourcade est mandé. « Quel fut mon étonnement, dit l'auteur, lorfqu'après le récit de ce qui s'étoit paffé je trouvai le malade encore vivant, à la vérité froid & fans pouls. Les inteftins bourfouflés & enflammés, ayant une couleur d'un rouge tirant sur le brun, remplis en quantité de fable dans toutes leurs circonvolutions, s'etendoient depuis le menton jufqu'au scrotum, recouvrant le col, la poitrine, le cotté gauche du bas-ventre.

» Après l'avoir fait confeffer, mon premier foin fut de laver avec beaucoup d'eau de vie les parties sorties du bas-ventre afin de les revivifier et d'en oter les corps étrangers qui y adheroient, je les fis enfuitte rentrer dans la playe, après avoir coupé et emporté une grande partie de l'épiploon déjà gangrené; j'obfervay que le pouls revient un peu après que les parties furent rentrées, la plaie contuze, déchirée, & frangée d'un bout à l'autre ne me permettant point de pratiquer aucune efpèce de futture, je crus devoir imaginer une efpèce de bandage uniffant, qui peut en même tamps en faciliter la réunion, & contenir dans le bas-ventre les parties que j'y avois fait rentrer avec tant de peine : je me fervis en conféquence du bandage de corps auquel j'affujetis par plu-

1. *Observation de M. Lafourcade père pour une plaie de l'abdomen. Registre de la Société académique de Chirurgie de Bordeaux, etc.* Ms., 96 feuillets (incomplet), série GG, n° 291. Archives municipales.

ſieurs points de fil des compreſſes que je poſay dans differents ſens en les graduant à proportion, plus dans certains endroits afin d'en remplir les vuides et de rendre la compreſſion égalle, j'imbibay très ſouvent l'appareil de cette liqueur pendant pluſieurs jours, j'employai enſuite des digeſtifs et des topiques appropriés & d'uſage. Je fis ſaigner le malade avant de ſortir, la ſaignée fut réitérée le ſoir, je preſcrivis le régime le plus ſévère & et le malade fut radicalement guéri dans l'eſpace d'environ quarante-deux jours. Il vit encore et vacque à ſes exercices même les plus pénibles ſans reſſantir la moindre incommodité.

Suivent les réflexions des commissaires sur l'observation précédente, où ils s'étendent sur 1° « la douce chaleur de l'intérieur du bas-ventre » et sur la vitalité de l'intestin, 2° la résection méthodique de l'épiploon dans des cas analogues, 3° l'avantage de ne point suturer les plaies du bas-ventre. (Ont signé : Lafourcade fils, Grossard.)

Une curieuse observation d'appendicite au XVIIIe siècle sur un malade de l'hôpital Saint-André, à Bordeaux[1].

Nous plaçons à la suite des plaies de l'abdomen cette note écrite par un des meilleurs chirurgiens de Bordeaux à l'avant-dernier siècle. Ce n'est pas, à proprement parler, un procédé chirurgical puisqu'il n'y a eu qu'autopsie; cependant nous pensons qu'on relira curieusement cette note, où le mot *appendicite* ne figure pas et où on s'attend à chaque instant à le voir surgir entre deux lignes :

Un homme âgé d'environ quarante-cinq ans, et d'une constitution assez robuste, se présenta à l'hôpital Saint-André de Bordeaux en l'année 1757 pour se faire traiter d'une tumeur des plus considérables,

1. MESTIVIER, *Observation sur une tumeur, située proche la région ombilicale, du côté droit, occasionnée par une grosse épingle trouvée dans l'appendice vermiculaire du cœcum, par M. Mestivier, chirurgien à Paris. (Journal de Médecine, Chirurgie*, Paris, Vincent, 1759, in-16, p. 141.)

Tous nos remercîments à MM. Dénucé et Chavannaz : l'un a bien voulu nous en indiquer la référence, et l'autre s'est donné la peine de nous aider à la retrouver.

située près de la région ombilicale, du côté droit. Le chirurgien-major dudit hôpital, après avoir examiné la tumeur, y aperçut une fluctuation assez considérable; il crut n'en devoir pas différer plus longtemps l'ouverture, et la fit; il en sortit environ la valeur d'une pinte de pus d'assez mauvaise qualité: l'ulcère qui résulta de l'ouverture de cette tumeur ne fut pas longtemps à être détergé; mais lorsqu'il y avoit tout à espérer d'une cure prochaine, le malade mourut.

Je fis l'ouverture de son cadavre en présence du chirurgien-major.

Je commençai par l'intestin cœcum, qui ne nous offrit rien d'extraordinaire; il étoit parsemé d'escarres gangreneuses; il n'en fut pas de même de son appendice vermiculaire, à peine l'eus-je ouverte, que nous y trouvâmes une grosse épingle toute crustacée, et tellement rongée, en certains endroits, que le moindre effort l'auroit rompue, ce qui venoit non seulement de l'humidité, mais encore de l'acreté de la matière renfermée dans l'appendice vermiculaire.

On concevra facilement, d'après ce que je viens de dire (malgré que le malade n'ait jamais parlé d'avoir avalé d'épingle), que celle qui fait le sujet de cette observation, étoit renfermée depuis long tems dans l'appendice vermiculaire du cœcum; que c'étoit elle qui, irritant sans cesse les différentes tuniques qui entrent dans sa composition, y avoit déterminé tous les accidents de la maladie, et la mort qui l'a suivie.

IV

SUR LES ORGANES GÉNITO-URINAIRES

ET LA RÉGION ANALE

Soins particuliers donnés par Loyseau à Henri IV, l'an 1598. — 1636. Autre cure historique due à J. de Mingelousaux, chirurgien bordelais. — 1663. Le fameux procédé de Raoux. — 1680. Hurlot écrit deux observations sur la formation des calculs dans l'urètre après les avoir extraits. — Guérin, ses instruments, son procédé pour la taille. — 1756. Dupuy présente à l'Académie de chirurgie deux sondes dont il est l'inventeur. — Extraction d'un corps étranger de la vessie.

Le plus ancien document que nous possédions d'une intervention originale portée sur cette région par un chirurgien bordelais est une relation datant de 1598. L'opéré s'appelait Henri IV, l'opérateur Loyseau[1]. Cette observation, outre le côté historique qu'elle présente, est intéressante par plus d'un point; d'abord, elle prouve que les chirurgiens de Bordeaux jouissaient d'une certaine réputation puisque les rois se les attachaient à leur personne, et qu'ensuite, le cas échéant, ils n'hésitaient pas à imaginer différents appareils qu'ils jugeaient

1. LOYSEAU, chirurgien bordelais, établi à Bordeaux au XVIIe siècle, écrivit un mémoire qui a pour titre : *Observations médicinales et chirurgicales, etc.*, Bourdeaus, Vernoy, 1617.

plus aptes à les servir que ceux qui étaient communément en usage[1].

Voici cette note, rédigée par l'auteur lui-même dans ses *Observations médicinales et chirurgicales*[2].

Curation d'une carnosité du méat urinal près des parastates, en la personne du Roy Henry quatriesme Roy de France et de Navarre.

L'An mil cinq cẽs nonante huit, servãt mon quartier au voyage de Frãche-Conté. Le Roy Henry quatriefme estoit tellement travaillé d'une difficulté durine, à caufe d'une carnofité de long temps engendrée d'une gonorhée, qu'ẽ marchant il me falloit fouvẽt mettre pied à terre pour le faire uriner par le moyen d'une bougie, & le plus fouvent par une fonde ou canule d'argent, tellement qu'un iour ie luy trouvay la verge enflée, froide, mollaffe & infensible dont ie fus en crainte d'une mortification, ce qui fut évité par le régime de vivre, legère purgation et fomentation. Et veyãt que le Roy fen faschoit & festonnoit, de quoy il tardoit tant à guérir, ie luy demanday combien il avoit du cõmancemẽt de fon mal, lequel me dit qu'il y avoit fept ou huit ans, alors ie luy dis, que ce neftoit pas mal qui ne fe peut guerir, fur ce fa Majefté me demanda fi je le pourrois guerir ie qĩe je le gueriray avec layde de Dieu au moys de feptembre pourveu qu'il fut obeiffãt, qui foudaĩ me promit de faire tout ce q̃ ie voudroys & il me cõmãda de me tenir preft audit tẽps, auquel il me mãderoit mais il lui fut impoffible tant attandre car le 20 & le 25 de juin 1598 ie receux deux accompaignées de celles de Monfieur de la Rivière, Confeiller du Roy & fon premier Medecin par la pofte de Bourdeaux, la I defq̃elles eftoit la teneur que fenfuit.

Loyfeau ie vous fay ce mot pour vous dire, que vous ne faffies faute de vous rendre aupres de moy au temps que vous mande Monfieur de la Rivière dautãt que iauray befoin en ce temps de voftre fervice, m'affeurãt que n'y faires faulte prieray Dieu, Loyfeau qu'il vous aye en fa garde.

L'autre eftoit de même fens & Mõfieur de la Rivière par fes lettres accompaigna toufiours celles du Roy & m'efcrivoit telles parolles.

Mõfieur Loyfeau ne faictes faulte de vous rendre icy à la fin de Iuin d'autant qu'il eft befoin de commacer la cure de la maladie du Roy, lequel m'a commandé vous efcrire expres de venir n'ayãt loifir d'attãdre

1. Nous retrouverons à la fin de ce chapitre un autre exemple d'initiative personnelle et dans un cas analogue.
2. LOYSEAU, *Observ. médic. et chirurg.*, p. 1 et suiv.

au moys de feptembre, d'autat que le mal le preffe, n'oubliés riē de ce que cognoiftrés eftre propre pour la carnofité & fongez à luy demander quelque chofe car il la vous donnera.

Ie ne fis faute me randre pres de fa Maiefte à mefme temps que Monfieur de la Riuière m'avoit mandé avec une pouldre que iavoy compofée à Bergerac, enfemble un inftrument que j'inventay faict en forme de canule pour fervir de fōde & pour porter le médicament fur la carnofité, lequel inftrument Monfieur de la Rivière approuva grandement & mefme ma pouldre difant qu'il n'y avoit point de plus propre, avec lefquels remedes ie confumay ladite carnofité dans dix ou douze iours, & l'ulcère fut cicatrizé dans trois sepmaines après, iavois composé un onguent de ma pouldre incorporée avec beurre frais, lequel portois avec ma canule fur la carnofité le foir à l'entrée du lict ayant premierement fait piffer le Roy, & le lendemain i'u fois d'iniections réfrigerantes, faicte quelquefois, avec les trocifques de gordō & quelquefois avec les trocifques blācs, rhafis, diffo' avec les eaux de Plātaī pourprier ou de folanū, felō lexigence du mal, & pour la fin, la tuthie préparée, antimoine préparé incorporez avec beurre frais, ou avec onguent panpholigos & album rhafis, portes avec ma canule, ou une bougie, le bout de laquelle ie muniffois d'un emplaftre fait avec ma pouldre, laquelle ie laiffois dedans le foir le Roy eftant au lict, ou bien au lieu du dit unguent, i'ay acouftumé de laiffer dans la verge une fonde de plōb oincte dudit unguent ou bien froté d'argēt vif cru & purifié. Et dās cinq femaines le feu Roy fuft entierement guéry par la grace de Dieu.

Combien que durant ce temps la mes ennemis ou envieux me voulurent calomnier à caufe de quelque accident qui lui furvint, non pas à caufe de fa carnofité, ny des remèdes mais à caufe de quelque exces que fa Majefte avoit fait, tellement que fans un vomiffement qui lui furvint prōptement par deux fois il euft été fort mal, de quoy il euft la fièvre trois ou quatre iours, & lors mes envieux faifoiēt courir le bruit (iusque dans Paris) que i'eftois caufe du mal du Roy par mes remedes & inftrumēs, mais le Roy, affeuré de ma fidelité, & recognoiffant bien que cela venoit d'ailleurs, me fit la faveur de parler pour moy, & me iuftifia en la prefencē de Monfieur le Duc de Bouillon & plufieurs autres, & nomma les principaux de mes envieux qui eftoient ialoux, de quoy fa Majefte ne vouloit permettre qu'ils fuffent prefans lors que je le traitoys, mefme depuis fa Majesté eftāt à S. Germain, fift un grand affront à l'un d'iceux, luy difant : vous eftes bien marry que ie fois guery par autre main que par la voftre, mais ie fcay bien de qui ie me fie. Et dās quelques iours après ie m'en revins à ma maifon avec la bonne grace du Roy, et moy auffi bien contant.

Qu'est donc cette « carnosité » dont parle Loyseau, et qu'il place « au méat urinal »? Par ce dernier terme, il est évident qu'il n'entend pas ce que nous appelons le méat urinaire puisqu'il précise en la localisant près des « parastates ». Je crois qu'il faut comprendre ici la portion de l'urètre la plus proche de la vessie, et que l'affection qu'il signale n'est qu'un rétrécissement tout ce qu'il y a de plus vulgaire. Les termes : « de long temps engendrée d'une gonorhée, » plus loin : « il me falloit souvent mettre pied à terre pour le (le roi) faire uriner par le moyen d'une bougie et souvent par une sonde, » et enfin : « i'ay acoustumé de laisser dans la verge une sonde de plomb oincte dudit onguent, » n'est-ce pas, dans ces trois mots, l'étiologie, les symptômes et le traitement du rétrécissement?

Peut-être ne faut-il pas trop insister sur la thérapeutique... un peu vieillie; mais l'intervention chirurgicale est excellente. Cet instrument — digne de figurer au Musée des Souverains — devait être un cathéter plus ou moins compliqué, dont le but était de dilater l'urètre progressivement. Mais les meilleurs résultats devaient être donnés par le séjour prolongé de la sonde dans le canal urétral. N'est-ce pas à peu près suivant cette méthode que l'on traite actuellement les rétrécis, et les Béniqué d'étain, si fort en usage aujourd'hui, ressemblent beaucoup à la sonde de plomb du vieux chirurgien d'Henri IV.

LES LITHOTOMISTES

Chez les chroniqueurs de la Renaissance, dans les mémoires du grand siècle, près des conteurs du XVIIIe, il est curieux de noter la quantité d'anecdotes ayant trait à la pierre. D'autant plus que cette maladie est minutieusement décrite dans les traités spéciaux du temps[1]. Cette préoccupation n'est-elle pas la preuve de la plus grande fréquence de cette affection à cette époque que de nos jours, ou bien est-ce de notre part une simple illusion d'optique? Il n'est guère permis de le penser : une hygiène le plus souvent déplorable, dans certaines régions l'ingestion d'eau chargée de sels calcaires, étaient éminemment favorables à la formation des calculs. Toujours est-il que, durant cette longue période, les lithotomistes furent très courus; et quelques-uns même, dans certaines villes, furent investis de fonctions officielles.

Devant le nombre croissant de cas de gravelle, la ville de Bordeaux dut, elle aussi, s'assurer la présence d'un de ces spécialistes. Il existe dans la *Chronique Bordeloise* un extrait des Registres de la Jurade qui signale la création de cette nouvelle attribution[2] :

Le 28 Aout 1694. — Du même jour, la plupart des perfonnes de ce pays étant fujettes à la pierre et travaillées de la gravelle, il fut trouvé avantageux pour le bien public d'établir dans cette ville le fieur Colot fils,

1. XIVe siècle : GUY DE CHAULIAC, *Chir. Magna.* — XVIe siècle : JEAN DE VIGO, *Chir. Copiosa*, 1514; MARIANO SANTO, *De lapide vesicae libellus*, 1535; TAGAULT, *Metaphrasis in Guidonein, etc.*, 1543; FRANCO, *Traité des hernies... et principalement de la pierre*, 1561; etc. — XVIIe siècle : LAURENS JOUBERT, *Interpretat., etc., de G. de Chauliac*, 1632; AMBROISE PARÉ, *Œuvres*, 1652; THÉVENIN, *Traité des opérations*, 1658, etc. — XVIIIe siècle : MERY, *Observations sur la manière de tailler*, 1700; NOQUES, *Nouvelle manière de faire l'opération de la taille*, 1724, et les innombrables traités de Colot, Ledran, Garengeot, Cheselden, Foubert, Lecat, Pallucci, Nannoni, Pouteau, Bromfield, Desault, Deschamp, Guérin (de Bordeaux), Treyeran, etc.

2. Archives municipales : Registre de la Jurade, 1693-1694, feuillet 103. *Chronique Bordeloise* (1671-1701), Bordeaux, 1703, p. 175.

habile dans cet art et d'une expérience consommée, et il fut délibéré que Sa Majesté seroit très humblement suppliée de permettre audit sieur Colot, avec les conditions y exprimées en consequence, de passer un contrat, sous le nom du procureur syndic, par lequel ledit sieur Colot, de sa part, s'engageroit de demeurer dans cette ville l'espace de cinq années, à commencer le 1r Janvier 1695 jusqu'au 31 Decembre 1699 pour servir avec fidélité ceux qui auroient besoin de son secours, avec une retribution honnete, comme aussi de traiter gratuitement ceux qui seroient malades de la pierre dans les hopitaux; seroit, en outre, obligé de prendre deux élèves auprès de lui tels qu'ils seroient choisis par lesdits seigneurs, maire et jurats, pour leur apprendre les règles de son art, et ledit procureur syndic, de sa part, faisant tant pour lui que lesdits seigneurs, maire et jurats, s'obligeroient, auxdits noms de lui donner ou faire donner sur les revenus de la ville la somme de huit cents livres, savoir la moitié au 1r Janvier 1695 et l'autre moitié à la fin de la dite année, et consécutivement à chacune des dites années. Cet établissement, qui fut autorisé par Sa Majesté, dit Tillet, a été consommé et est actuellement exécuté.

Mais, avant ce Colot, qui opéra officiellement de 1695 à 1709, il y en eut un autre à Bordeaux, vers 1656, dont parle Guy Patin dans une de ses lettres[1]. Cette découverte, due à M. Péry, est intéressante[2]; elle nous indique la présence dans cette ville de deux membres de cette illustre famille, tous lithotomistes de père en fils. L'ancêtre de cette lignée fameuse fut Laurent Colot, de Tresnel, le seul qui, vers 1556, pratiquait la taille au moyen du grand appareil[3]; sa grande réputation le fit nommer par Henri II opérateur de sa maison. Son fils ou son petit-fils, Philippe Colot, continua près de la famille royale les fonctions paternelles; c'est ce Philippe dont le cousin était fixé à Bordeaux vers le milieu du XVIIe siècle. Philippe Colot, lui

1. Gui Patin, *Lettres*, Paris, in-8°, 1846; t. II, p. 260, 5 décembre 1656: « Nous avions ici deux cousins fort excellents hommes à tailler la pierre, par incision de la vessie: le plus jeune des deux, nommé Gyrault, mourut agé de cinquante ans... L'autre s'appeloit Ph. Colot, agé d'environ cinquante-huit ans, qui a été *peritissimus artifex*... Il y en a encore quelques autres qui courent après cette réputation lucrative, comme Janot, chirurgien de la Charité, Govin, de l'Hotel-Dieu, et un autre Colot, cousin du défunt, qui étoit à Bordeaux, et qui vient ici busquer fortune. »

2. Péry, *Maladie de la pierre à Bordeaux* (*Journal de médecine de Bordeaux*, juillet 1883).

3. Colot, *Traité de l'opération de la taille*, p. 67. C'est de ce Laurent Colot dont A. Paré fait l'éloge dans ses œuvres, au livre XVII, chap. XLIX, p. 412.

aussi, eut un fils, François Colot, qui écrivit un petit traité sur l'opération de la taille, où, sans doute, il expose les procédés de toute la famille. Durant longtemps, ces méthodes demeurèrent cachées, car les Colot[1], ainsi que nous l'apprend la préface de son livre, faisaient grand mystère de leur art. Toujours est-il qu'ils jouissaient partout d'une grande réputation. Dans une vieille thèse en latin de 1760[2], que nous avons trouvée aux Archives départementales, on peut lire cette phrase assez significative :

Ab omnibus indiscreminatim adhibita non fuit hæc methodus; sed a quibusdam tantum qui eam pro arcano habuerunt, & præcipue in Galia a Colotis, qui fere ad octavam hujus familia generationem per totam ferme Europam haud mediocri fama eam excoluerunt.

∴

Bien avant que les jurats n'eussent pris la décision dont nous avons parlé, il y avait à Bordeaux des chirurgiens qui s'adonnaient tout particulièrement à la maladie de la pierre. Nous avons à ce sujet une observation bien étrange, qui figure dans les *Nouveautez journalières*[3] de Blégny, et qui nous montre qu'un chirurgien du nom de Hurlot traitait principalement ce genre d'affection et qu'il semblait jouir d'une certaine réputation. Voici cette note, où se reflètent les idées du temps au sujet du lieu de formation des calculs :

Mr. Le Comte, médecin à Bourdeaux qui a décrit les deux obſervations qui ſuivent, m'apprend que la première ſe fit à l'occaſion d'un enfant de la rũe aux Fours quartier S Michel qui avoit une pierre enkyſtée dans l'urètre de la figure & de la groſſeur d'un pignon qui pour avoir interrompu le paſſage de l'urine, au point de cauſer une ſtrangurie, avoit obligé Mr. Hurlot d'inciſer la partie indiſpoſée pour faire l'extraction de ce corps étranger : cette opération qui fut faite avec toutes les précautions

1. Colot, *Traité de l'opération de la taille*, 1727. *Discours préliminaire*, p. 2 et suiv.

2. Archives départementales. Grossard, thèse en latin sur la pierre, 1760. Série E (cartons non classés).

3. N. Blégny, *Nouveautez journalières concernant les sciences et les arts*, Paris, Blageart et L. d'Hourry, 1680, in-4°. *Observation de M. Hurlot Maistre Chirurgien Juré à Bourdeaux sur l'extraction des pierres qui se forment dans l'urètre*, p. 22.

& toute la dextérité poſſible, & qui sembloit devoir eſtre d'un grand ſecours devint néamoins la cauſe d'un plus grand mal que celuy pour qui elle avoit eſté faite; car à peine fut-elle achevée, que le malade devint abſolument aveugle : la surpriſe de Mr. Hurlot & des aſſistans fut grande; mais elle le fut encore bien davantage lorſqu'après ſix jours paſſez le malade recouvrit la veüe ſans avoir appliqué aucun topique ſur ſes yeux : la ſupuration qui ſurvint à la playe à peu prés dans le meſme temps donna lieu à M. Hurlot d'en procurer la conſolidation en peu de jours par les remédes ordinaires et de laiſſer enſuite le malade dans une ſanté très-parfaite.

Les conſéquences qu'on peut tirer de cette obſervation ſemblent eſtre confirmés par la deuxième : car Mr. Hurlot ayant eſté appelé dans la rue Corbin pour penſer un Enfant de Cheur fils de la veuſve du Bois atteint de la meſme indiſposition que le précédent; celui-cy devint encore aveugle avec cette différence que ce fut dès le temps de l'introduction de la ſonde; & qu'ayant eu pour cette raiſon la prudence de retarder son opération, le recouvrement de la veüe lui donna lieu de la faire dès le lendemain, ſans qu'il en arrivaſt aucun accident, quoy que la pierre fut ſi adhérente à l'uretre qu'elle n'en put eſtre ſéparée qu'avec beaucoup d'effort.

***

C'est à l'un de ces lithotomistes, au père du traducteur de Guy de Chauliac, à Jean de Mingelousaux, que nous devons l'invention des sondes molles pour sonder les malades atteints de rétention d'urine[1]. Jusque-là on se servait d'algalies; c'étaient des instruments métalliques, rigides, dont une extrémité s'enflait en forme d'entonnoir, et dont l'autre présentait un œil placé latéralement pour l'écoulement de l'urine. Ces appareils offraient de multiples inconvénients : très encombrants, ils ne se modelaient pas du tout aux courbures de l'urètre, leur passage était extrêmement douloureux, et, souvent, par des éraillures, ils causaient des complications redoutables. La réputation des nouvelles sondes devint générale le jour où l'inventeur eut la bonne fortune de secourir le cardinal de Richelieu de passage à Bordeaux[2]. Il est difficile de laisser

1. GUY DE CHAULIAC, *La Grande Chyrurgie traduite en françois par Maistre S. Mingelousaux*, 1672, p. 723 et s.

2. A ce sujet consulter : 1° BAUREIN (Abbé), *Variétés Bordeloises*, Bordeaux, Feret, 1876, in-4°, t. I, p. 404; 2° *Preuves autentiques d'une ancienne École de Chirurgie*, 1771, ms., Bibl. Ville, fol. 17 et 18, et la note 8, fol. 81 et s.

passer sous silence cette cure historique, orgueil des lithotomistes bordelais :

Défunt mon Père Jean de Mingeloufaulx Maître Chirurgien Iuré de la Ville de Bourdeaux au lieu d'algalie ſe ſervoit de bougies canulées[1] qu'il pouſſoit ſi habillement dans la veſſie que le malade n'en reſſentoit aucune douleur, ou elle eſtoit très petite, & ne pouvoit pas eſtre bleſſé, ny écorché dans le canal de la verge, ny dans le col, ny dans ſa capacité. Il fut aſſez heureux pour rendre un ſervice tres conſidérable à toute la France, par le moyen de ces bougies, en la perſonne de Monſeigneur l'Éminentiſſime Cardinal de Richelieu, lequel, en l'an 1632, au mois de Novembre, revenant d'aſſoupir les troubles du Languedoc, & paſſant par Bourdeaux, malade, fut obligé d'y faire quelque ſéjour, pendant lequel il tomba dans une ſuppreſſion d'urine cauſée par un abſcès qui s'étoit formé vers l'extremité inférieure des muſcles feſſiers lequel procédoit d'un dégorgement des hemorroides auſquelles il eſtoit ſujet; le voiſinage de cet abſcéz fit une inflammation & une compreſſion du col de la veſſie qui cauſerent à cette Éminence une ſuppreſſion d'urine dans laquelle il demeura plus de trois jours; les grandes douleurs de cet abcez, les fréquentes envies d'uriner, la tenſion de tout le bas ventre, mirent ce grand Miniſtre ſur le bord de la foſſe; Monſieur Séguin, Medecin de la Reine Régente, depuis Mère de noſtre Invincible Monarque, Monſieur Cytoys, Médecin de cette Éminence, & Leroy ſon Chirurgien, ſe trouverent bien embarraſſez dans cette coniuncture, ils appelérent à leurs ſecours Meſſieurs François Jopes et Jean Maures tous deux profeſſeurs du Roy en Médecine dans l'Vniverſité de Bordeaux et Médecins Jurés de la Ville ſous leſquels i'ai [illegible] l'avantage d'auoir appris les premiers éléments de la Medecine, d'auo[illegible] eſté cultivé par leurs ſoins dans leurs Eſcolles & d'auoir enfin eſté re[illegible] par eux à mon aggrégation parmy Meſſieurs les Medecins Iurez de [illegible]te Ville, le premier eſt mort depuis quelques années, egalement reg[illegible]té des grands, & du peuple, ſon grand age, les belles lumières qu'il [illegible]ſedoit par une étude aſſidu, & par des longues & fréquentes expérienc[illegible] accompagnées d'un jugement ſolide, luy avoient iustement acquis la [illegible]éputation d'un des

1. La préparation de ces bougies se faisait de la façon suiv[illegible] : dans un moule en cuivre de forme spéciale, on tendait trois ou quatre cordes de [illegible]terelle et on versait avec une petite cuillère un mélange de cire blanche et de mas[illegible] réduit en poudre; puis on plongeait dans cette mixture un fil d'archal oint d'huil[illegible] d'amandes douces. « C'est un travail long et qui demande beaucoup de patience, fait [illegible]marquer l'auteur, car ſouvent on jette au moule cinquante bougies et en l'ouvrant [illegible] n'en trouve pas deux qui ſoient bonnes. » (GUY DE CHAULIAC, *La Grande Chyrurgie* [illegible] 725.) Plus tard, en 1748, Daran tenta de perfectionner les sondes nées à Bordeaux; [illegible]out cas, il leur décerne, dans son traité, une foule d'avantages. (DARAN, *Observation*[illegible]*rurgicale sur les maladies de l'urètre*, Paris, 1748, préliminaire, p. 169.)

premiers Médecins du Royaume; & pour le second Professeur Monsieur de Maures il est encore vivant tandisque i'écris, & tous sçauent auec quelle prudence, probité & capacité il a fait la Médecine dont il a abandonné l'exercice depuis quelques années, à Messieurs ses collegues, pour s'occuper tout entier au service Divin; c'est luy qui peut encore rendre témoignage de la vérité de ce que ie dic, & ce fut par eux que mō defunt Père fut appelé dans cette célèbre consulte qu'on fit pour son Eminence en présence de Monsieur le Cardinal de la Valette, du R. Père Joseph, de Monsieur de Chauigny, et de beaucoup d'autres personnages très-qualifiez, dans laquelle mon Père proposa de faire pisser Monseigneur le Cardinal de Richelieu par le moyen de ses bougies canulées, & comme elles etoient inconnües aux Medecins de la Cour, il les fallut faire voir, & leur faire obsérver, que par leur corps doux, souple, & pliant, elles ne pouuoient en aucune manière blesser, ny piquer le col de la vessie comme font ordinairement les algalies, ce qui ayant esté reconnu & goûté par tous les consultants, & par les assistants, on le fut dire à Monsieur le Cardinal malade, qui n'auoit pas a uiure uingt-quatre heures, on lui presenta mon Père, il voulut voir les bougies, scavoir de luy s'il luy feroit beaucoup de douleur, & comme il deuoit se situer puisque sō abscez ne lui permetoit pas de demeurer assis & qu'estant couché sur le dos, ou sur le costé la situation n'estoit pas avantageuse ny pour introduire la bougie, ny pour rendre l'urine; mon Père luy proposa de se tenir debout en se faisant soûtenir par ses valets de chambre sous les bras; son Eminence prit ce party, & mon Père fut si adroit et heureux que la première bougie canulée passa fort doucement, & son Eminence pissa si commodement, & avec tant de ioye qu'elle l'appela son Père par plusieurs fois, & l'urine vint si abōdament qu'Elle en rendit 4 liures, poids de marc, car elle fut pesée, gardée & veue de toute la Cour; Son Eminence eut une ioie inconceuable de se voir hors de ce grand peril, tous ses amis en furent rauis, & peut-être iamais Chirurgien du Royaume ne fut si caressé, ny loüe, par tant de grands hommes, que mon Père le fut dans cette occasion, lequel, à cause de son son age avancé, & des douleurs de la pierre qu'il avoit dans la vessie s'excusa de suiure Monseigneur le le Cardinal qui le vouloit mener à Paris, & lui donner des appointements très considérables.

***

Sans doute, le cousin de Philippe Colot exerçait encore à Bordeaux au moment où un certain Raoux se livrait à de scandaleuses opérations. C'était alors chose commune de voir errer par les provinces, surtout dans les campagnes, ces chevaliers d'industrie, gens âpres au gain et sans aveu ; il y avait alors beaucoup de Raoux qui exploitaient la crédulité publique et, il faut bien le dire, profitaient de l'ignorance ou de la timidité des chirurgiens de leur époque. D'ailleurs, le célèbre Frère Jacques, dans la première partie de sa vie de praticien, ne fit pas autrement et ses premières interventions furent telles qu'il arrivait quelquefois que les opérés rendaient du sang aussi bien par la plaie que par l'anus et la verge[1]. Le souvenir de son séjour dans notre ville nous est transmis par la mention qu'en fait le Bordelais Desault[2] et le paragraphe qui y a trait dans le précis de Colot[3]. En tout cas, Simon Mingelousaux, en tant que chirurgien juré, assista à la plupart de ses tailles et il nous conte par le menu le manuel opératoire de cet audacieux escamoteur[4] :

... Nous l'avons veu en l'an 1663, en cette Ville, où le plus effronté frippon qui fut iamais, nommé Raoux natif près de Caftres en Languedoc, fe préfenta pour faire l'opération de la Lithotomie, laquelle il exerça paffablement fur des enfans de huit, neuf à dix ans au petit Appareil, & s'il s'eftoit contenté de cela, il auroit mérité quelque approbation, puis qu'il s'en acquitoit affez-bien, mais attiré par le gain, il eut l'audace d'entreprendre & d'ofer fe feruir de la même manière d'agir pour les grandes perfonnes, & trompa abfolument tous ceux qui fe confièrent à luy en préfence mefme de tous nos plus habilles Chirurgiens, Médecins, & des perfonnes de la première qualité de la Ville qui couroient en foule pour le voir faire, fans qu'on s'apperceut qu'il fourbât les malades ny les affiftants, de forte que depuis le vingtième du mois de Iuillet qu'il arriva dans Bourdeaux iufques au doufieme de Nouembre fuivant qu'il fe retira ; il fit femblant de tailler quatre-vingt deux perfonnes de tous âge, & de tous fexes, fans qu'il en taillât véritablement aucun, à la réferve de cinq ou fix petits enfans & d'une feule femme, petite, maigre & deflechée : dans cet efpace de quatre mois il gaigna douze mille liures et davantage, ayant eftécareffé, loüé, & admiré de

1. Deschamps, *Traité historique et dogmatique de l'opération de la taille*, t. II, p. 76.
2. Pény, *Maladie de la pierre à Bordeaux* (*Journal de médecine*, 1883).
3. Deschamps, *Traité historique et dogmatique de l'opération de la taille*, t. II, p. 46. Colot, *Traité de l'opération de la taille*, 1727, in-8°, p. 28. C'est d'ailleurs ce Colot qui, pendant un de ses séjours à Bordeaux, opéra les victimes de Raoux.
4. Guy de Chauliac, *La Grande Chyrurgie*, traduite en françois par Maître S. Mingelousaux, 1672, p. 740 et s.

tous, tant en particulier qu'en public; i'avouë de bonne foy que ie fus un de ses panégyristes, mais sur la fin, remarquant que ceux qu'il avoit fait semblant de tailler les premiers revenoient se plaindre de leurs douleurs, ie commençay à soubçonner sa fidélité & ie l'observois pour le surprendre & pour le faire punir, il me redouta et cessa de m'appeller à ses opérations, de sorte qu'il quitta Bourdeaux nous ayant tous trompez.

Son premier coup d'essai fut sur deux enfans de la bourgeoisie agez de huit ans, il les tailla au petit Appareil, & ils guérirent; il en tailla un troisième de haute qualité agé de douze à treize ans et il reüssit aussi, et c'est ce qui lui donna de la réputation, & ensuite de l'imprudence pour dire qu'il tailloit de mesme manière les grands hommes, & lors que nous luy remontrions les difficultez qu'il y avoit, & la facon contraire à la sienne dont tous les célèbres Lithotomistes du Royaume se servoient, il répondoit qu'on lui mist en mains des sujets, & qu'il feroit voir ce qu'il sçavoit faire, adioûtant qu'il avoit une manière de tailler toute particulière, ayant l'adresse de porter le col de la vessie avec le doigt hors de sa situation naturelle, de telle sorte qu'en le poussant vers la cuisse, & l'ouvrant avec les tégumens qui sont en ce lieu il arrivoit qu'après l'extraction faite de la pierre, le col reprenant sa place naturelle, l'incision qu'on auait faite estoit couverte de la peau qui n'estoit en aucune manière entamée ny coupée en ce lieu où il se remettoit, & par cette adresse nouvelle on ne rendoit point d'urine par la playe, d'autant que l'incision externe des tégumens ne répondoit pas à l'interne du col de la vessie, & il prétendoit que par ce moyen on estoit plus promptement guéri, en effet nous vismes ensuite qu'en douze iours tout au plus tard ses malades estoient sur pied.

Le bruit du sçavoir de cet opérateur se répandit bien viste dans le monde, chacun vouloit voir faire quelque coup d'essay sur des grandes personnes, jusques à ce qu'un Ministre de la Religion P. R. nomme Brisat, se fit tailler, plusieurs personnes de qualite y assisterent, ce bon homme fut trompé, dans douze iours il se releva disant qu'il se portoit bien, il fut à Begle au Presche[1] où il fit le panégyrique de cet affronteur qu'il ne reconnoissoit pas encores. Cet exemple frappa beaucoup de personnes, & dès lors ce ne furent que visites cōtinuelles qu'on luy faisoit, qui pour le voir, qui pour se faire sonder, qui enfin pour se faire tailler; trente ou quarante louis d'or faisoient ordinairement sa récompense.

Son second coup de bistory sur des hommes fut celui qui lui donna une très-haute réputation. Il fit semblant de tailler le Sr. Duverger où se trouvèrent Mrs. les Euesques de Xaintes & de Tulle avec Mr. l'Abbé de St. Ferme; huit Maistres Chirurgiens des plus experts de cette ville

1. C'était à Bègles, dans la banlieue bordelaise, où était le lieu de culte concédé aux Protestants.

parmy lesquels estoit Mr. Demery qui auoit très bien taillé au petit appareil, dequoy il ne se méloit plus à cause de son age avancé, cinq Médecins iurez entre lesquels ie me trouvay, sans compter beaucoup d'autres personnes. En presence d'une si illustre compagnie, cet impudant mit le malade en scituation sur les genoux d'un valet bien vigoureux, il luy fit une incision au périnée dans l'endroit ordinaire & d'un tour de main fort adroit, il fit sauter une pierre de la grosseur d'une olive médiocre, aplatie, polie, sablonneuse, noire en-couleur, taincte d'un peu de sang sur laquelle on voyoit les coups de son bistory, tous s'écrièrent presque au miracle, il mit son appareil ordinaire sur la playe composé d'un œuf battu avec la farine, & etendu sur des etoupes, tout cela fut exécuté en moins de temps qu'il n'en faut mettre à lire cette Remarque.

Ce faquin fut loüe, & caressé de tous; il eut l'impudance de s'adresser aux gens du Mestier en leur demandant s'ils en croyoient bien à leurs yeux. Le malade fut mis dans son lit, remerçiant à tous moment son Lithotomiste de ce qu'il tenoit dans ses mains la pierre qui luy avoit causé tant de douleurs dans la vessie, il fut visité les jours suivants de beaucoup de gens ausquels il asseuroit qu'il n'avoit plus de douleurs[1], ce qui persuada que ce fripon estoit un des premiers hommes du monde, enfin on le vit sur pied en moins de quinze iours disant à tous qu'il estoit guery. Après cela qu'auoit-on à dire? On n'eut que des louanges à luy donner, la renommée parla en sa faveur. Elle fit venir des Provinces voisines plusieurs pierreux, il les sondoit, il les tailloit à sa façon, il attrapoit de toutes mains de l'argent & les trompoit tous. Cette facilité pourtant d'opérer me devint suspecte, ie lisois nos Autheurs, ie me consultois moy-mesme, & ne me satissaisant pas ie cherchois à le surprendre après que i'eus remarqué que les premiers taillez revenoient à se plaindre & sentoient les mesmes douleurs qu'auparavant; auec tout cela j'avoüe encore de bonne foy que ie cherché des raisons pour excuser cela. Et ie disois qu'il ne faloit pas s'étonner si on ressentoit des douleurs trente iours après cette opération, qu'on devoit considérer qu'il y auoit deux playes, dont l'une estoit dans la partie externe du col de la vessie, & l'autre dans la partie interne, que la playe externe se guérissoit promptement & facilement, parce qu'elle estoit pensé tous les iours, qu'on y appliquoit dessus des emplâtres, que l'urine ne la lauoit pas, ny ne l'humectoit pas, & par conséquent qu'il n'y avoit rien qui s'opposat à sa consolidation, mais que pour la playe interne elle estoit privée de tous ces avantages, que l'urine l'humectoit incessamment & la picotoit par

1. La pierre, n'occupant plus la région du col de la vessie, à cause de la position que Raoux donnait à ses malades, et immobilisée grâce à un repos absolu, pouvait très bien ne déterminer sa présence par aucune douleur. Joignez à cela une suggestion bien naturelle de la part du malade qui avait vu sa pierre et la réputation de Raoux à cette époque.

ſon acrimonie, ce qui eſtoit cauſe qu'elle avoit beſoin d'un grand ſems pour ſe conſolider & dans ces veües on ordonnoit aux uns des eaux de vie, aux autres des eaux d'encauſſe, aux autres la ptiſane de boiș de Chine & de ſalſepareille, aux autres du petit lait, mais on trouvoit ces ſecours inutiles, ce qui fit que ce coquin ſe retira voyant qu'on commençoit à murmurer tout à bon contre luy; ladeſſus l'Automne s'avançant beaucoup, ceux qui avoient eſté taillez revindrent plus malades que iamais, quelques uns moururent, on ouvrit leur corps, on trouva dans la veſſie des pierres d'une groſſeur conſidérable, & examinant ſoigneuſement la partie on vit que cet impoſteur ne l'avoit iamais ouverte, & qu'il n'y paroiſſoit iamais aucune cicatrice, de ſorte que toutes les inciſions qu'il auoit faites aux grandes perſonnes n'avoit eſté que cutanées, elles n'avoient iamais paſſé au dela des tégumens, ce qui eſtoit la veritable cauſe de ce que l'urine ne ſortoit pas à travers la playe & de ce que la playe eſtoit fort promptement repriſe. C'eſt la veritable Hiſtoire du procédé de Raoux, ce fameux impoſteur qui eut l'audace d'aller à Paris pour fourber le monde comme il avoit fait à Bourdeaux, mais eſtant obſervé par tous les celèbres Lithotomiſtes qui réſident dans cette capitale, il fut bien tôſt découvert & contrainct de ſe retirer pour eviter le chaſtiment que méritoit ſa fourberie. »

On peut se demander quelle était la valeur chirurgicale de cet individu. S. Mingelousaux nous raconte que, tant qu'il ne taille que de jeunes sujets, il s'en tire assez bien. Comme beaucoup de ses acolytes, qui « tailloient du boyau et de la pierre », ces « coureurs charlatans »[1], comme on les appelait dédaigneusement à cette époque, il avait réussi à avoir bien en main la méthode celsienne alors si répandue. Mais, sitôt que l'idée d'arriver germe en son cerveau, il veut se mettre à la mode, il prend le nouveau procédé, le grand appareil, que les Colot venaient de vulgariser de gré ou de force[2]. Mais, soucieux, avant tout, de son renom d'opérateur, peu désireux de commettre quelque grossière faute opératoire, surtout devant les doctes chirurgiens qui le regardaient opérer, il se contente de pratiquer le premier temps de la méthode du grand appareil,

1. Deschamps, *Traité hist. et dogm. de l'opération de la taille*, t. II, p. 46.
2. Qu'on veuille se souvenir de la légende qui rapportait que les chirurgiens contemporains n'avaient pu découvrir le procédé de Colot qu'en pratiquant des ouvertures dans le plafond de la salle où il opérait.

l'incision périnéale; puis, alors, avec une adresse qui étonne et une audace inouïe, il glisse dans la plaie un petit galet, fait un instant sur lui grincer son scalpel; puis, dans un beau geste, le fait sauter, à la stupéfaction des assistants. Et ce simulacre, il le répète quatre-vingts fois! Que faut-il admirer le plus, la confiance des spectateurs ou la rouerie de cet adroit filou[1]?

De semblables faits durent émouvoir la population, qui se vit ainsi à la merci du premier charlatan venu. Peut-être aussi les spécialistes d'alors étaient-ils trop peu nombreux ou ne se souciaient-ils pas beaucoup d'aller à Saint-André tailler les indigents? Toujours est-il que les jurats prirent leurs précautions pour qu'un pareil état de choses fût modifié, et nous avons vu le compte rendu de la délibération du 28 août 1694. Quatre mois après, Colot entrait en fonctions avec le titre de chirurgien lithotomiste de la ville de Bordeaux[2]. Cette charge fut successivement tenue jusqu'en 1785 par Gibon (1709-1728); Tural (1728-1739), Lafourcade père (1737-1767), Lafourcade fils (1767-1785)[3].

Nous ne savons malheureusement rien de précis sur les procédés particuliers de ces habiles praticiens; leurs méthodes, pour la taille, devaient se rapprocher beaucoup du manuel opératoire décrit un peu partout dans les traités de l'époque, car le rite du grand et du petit appareil présidait généralement à l'extraction des calculs. Le grand appareil était réservé pour les adultes, et le petit pour les enfants des deux sexes. Dans la première méthode, on couchait le sujet sur le dos, les jambes fléchies, les cuisses écartées. On avait soin de placer une sonde rigide et courbe dans l'urètre et de relever la verge et le scrotum. Il fallait tendre la peau du périnée et, à un tra-

1. Enfin, à Paris, quelque temps plus tard, surpris au moment même où il plaçait sa pierre dans la plaie, il dut s'enfuir précipitamment et on n'a jamais su ce qu'il était devenu. (COLOT, *Traité de la taille*, p. 28.)

2. PÉRY, *Histoire de la pierre à Bordeaux* (*Journal de médecine de Bordeaux*, août 1883, p. 41).

3. Dans une note provenant des papiers de l'Intendance, nous voyons que Lafourcade fils fut autorisé par les jurats à aller à Paris se perfectionner. « Il en a bien profité, ajoute-t-on, puisqu'il a fait un grand nombre d'opérations fort heureuses au gré et applaudissements des connaisseurs qui l'ont vu opérer et du public. »

vers de doigt du raphé médian, pratiquer une incision qui ne devait pas intéresser l'anus quoiqu'en s'en rapprochant le plus possible. Un conducteur passé dans la plaie rencontrait la sonde et servait ensuite de guide pour faire accéder à la vessie un dilatatoire. Cet instrument avait pour but d'ouvrir la voie que devait prendre la pierre saisie par les tenettes.

La technique du petit appareil présentait quelques variantes : l'enfant était placé sur les genoux d'un aide vigoureux, qui, les mains sous les cuisses, lui maintenait les jambes fléchies et écartées; l'opérateur introduisait l'index et le médius de la main gauche dans le rectum, et de la main droite exerçait sur le bas-ventre une certaine pression, afin de faire gagner par la pierre le col de la vessie. Même incision que dans le grand appareil, et finalement il faisait sauter la pierre avec les deux doigts placés dans le rectum ou avec un crochet.

∴

Tels furent jusqu'à la fin du XVIIe siècle les deux procédés universellement en vigueur. A ce moment, celui tout nouveau de Frère Jacques commençait à faire quelque bruit; mais c'est surtout après les modifications qu'il y apporta, en 1691, que la nouvelle méthode acquit tous les suffrages. Ce qui n'empêcha pas que, durant tout le XVIIIe siècle, chacun voulut perfectionner son manuel opératoire, et les plus modestes son instrumentation. Beaucoup s'imaginaient qu'il suffisait de diminuer un lithotome de deux ou trois lignes pour créer un procédé. Et avec cela, quel furieux besoin d'inventer! Comme le nombre des instruments pratiques est naturellement limité, on ne tarda pas à tomber dans le bizarre, sous prétexte d'originalité[1]. Alors que partout on recherchait à plaisir la complication, un chirurgien de Bordeaux, Guérin, s'efforça de rendre la taille latéralisée aussi simple que possible. Il pré-

1. A ce sujet, consulter les planches où figurent les innombrables instruments de Ledran : Pièces concernant opérations de la taille, t. I, pl. 1, 2, 3, 4, 5; t. II, pl. 1, 2, 3, 4.

sente un appareil particulier et il en fait la démonstration publique. Treyeran l'a fait figurer sur une planche de son livre[1] et a consacré au procédé la description ci-dessous :

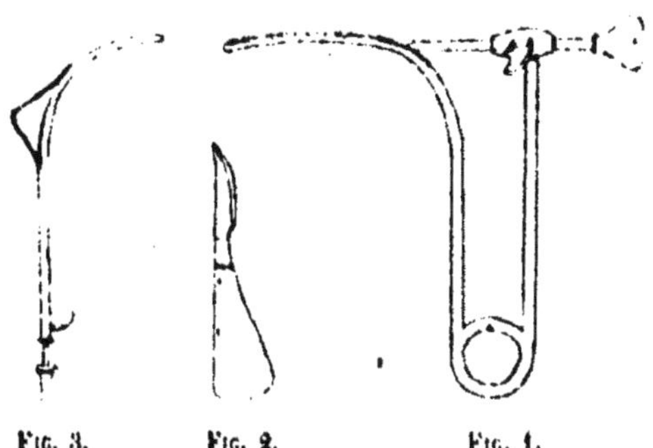

Fig. 3. Fig. 2. Fig. 1.

Fig. 1. Un cathéter assez volumineux et de forme spéciale. La courbure en est plus marquée et la pointe légèrement relevée. L'intervalle qui existe entre la tige carrée et le cathéter est suffisant pour loger la verge et le scrotum.

Un trois-quarts, terminé par une pointe triangulaire, peut venir se loger dans la cancelure du cathéter.

Fig. 2. Un lithotome dont la grandeur et la longueur varient suivant les individus.

Fig. 3. Le cystiphilax.

Manuel opératoire. — Le malade etant préparé, & ayant pris un lavement la veille & le jour de l'opération, il doit être ſitué horizontalement ſur une table non incliné & aſſujetti comme dans les autres modes d'opérer[2]. Le Chirurgien prend avec la main droite l'inſtrument dont il introduit le catheter dans la veſſie, après avoir préalablement retiré et fixé les trois-quarts au-dedans de l'olive par la vis de preſſion. On relève enſuite le cathéter ſous la ſymphyſe des os pubis, en inclinant legèrement l'inſtrument en-devant & du coté de l'aîne droite du malade, en ſuivant ensuite les mêmes préceptes que dans le procédé de Chefelden. Le trois-quarts, rendu libre en détournant la vis de preſſion, eſt pouſſé contre le périnée, à coté du raphé, & à 10 millimètres environ au-devant de l'anus. La pointe du trois-quarts qui pénètre le périnée va s'engager directement dans la cannelure du cathéter, & faiſit dans cet endroit la partie membraneuſe du canal de l'urètre qui lui répond, à peu de diſtance du col

1. Treyeran, *Parallèle des diverses méthodes proposées pour l'extraction des calculs vésicaux par l'appareil latéral*, p. 165.

2. Remarquons que Guérin donne à son malade la position tout à la fois la plus commode pour l'opérateur et la moins pénible pour le patient; trop souvent on avait, pour cette intervention, placé ce dernier dans les positions les plus cruelles; ainsi, Frère Jacques, dans son premier procédé, le faisait coucher talons aux fesses.

de la veſſie. On eſt averti que la pointe du trois-quarts eſt parvenue à deſtination par la reſiſtance du cathéter, & ſouvent par quelques gouttes d'urine qui s'écoulent par le trajet de ſa canelure qui ſe trouve continuée avec celle du trois-quarts. L'opérateur applique alors lui-même le pouce de la main gauche derrière la traverſe de ce dernier, pour le ſoutenir & pour l'empécher de reculer; tandis qu'auec le pouce & l'indicateur de la main droite il le fixe au moyen de la vis de preſſion au degré convenable, en obſervant que les côtes de ſa cannelure répondent directement aux côtes de la fente de l'olive; ce qui eſt encore indiqué par la ſituation horizontale de la traverſe du trois-quarts.

L'opérateur paſſe enſuite le petit doigt dans l'anneau du cathéter. Les autres doigts qui le ſuivent ſont deſtinés à ſoulever & à retenir les bourſes tandis que le pouce de la même main eſt étendu le long de la tige perpendiculaire juſqu'à l'olive. Cette manière de tenir l'inſtrument eſt facile, ſûre & avantageuſe. C'eſt par elle qu'on l'incline ſuffiſamment du côté droit de l'aine du malade en tenant le poignet en pronation, & que le cathéter, introduit dans la veſſie, eſt relevé obliquement de bas en haut; ce qui non-ſeulement facilite l'opération, mais encore fait éviter les accidents qui pourroient arriver, s'il étoit tenu horizontalement. On prend enſuite de la main droite la lame du lithotome que l'on tient entre les trois premiers doigts, de façon que le pouce ſoit appliqué ſur le côté de la face droite de la lame, le doigt du milieu ſur la face gauche: tandis que le doigt indicateur eſt étendu le long du bord qui répond au tranchant, & affermi dans ſa poſition au moyen d'une échancrure qui lui ſert de point d'appui pour pouſſer auec plus de ſûreté la lame dans la veſſie. De cette manière, la partie poſtérieure du couteau repond à la paume de la main, & le dos qui doit gliſſer dans la cannelure du trois-quarts et du catheter ſe trouve libre dans toute ſon étendue. Cette dernière remarque eſt une condition d'autant plus eſſentielle, qu'elle facilite extraordinairement l'opération. La lame ainſi aſſujettie, on en engage la pointe, le poignet étant tourné en ſupination dans le commencement de la cannelure du trois-quarts, qui ſe trouve elle-même inclinée obliquement à gauche. Par cette cannelure on la conduit dans celle du catheter, & on eſt averti qu'elle y eſt arrivée par la tranſmiſſion du choc qui réſulte des deux inſtruments en contact. Alors on dirige la lame obliquement de bas en haut, & de dehors en dedans, juſqu'à ce qu'on soit arrivé au cul-de-ſac du cathéter. On la retire enſuite dans la même direction, dans l'étendue d'environ 27 millimètres. Puis écartant le dos de la lame du trois-quarts, en abaiſſant et en retirant le poignet obliquement de dedans en dehors, on aggrandit la partie inférieure de la plaie, & on lui donne par là l'inclinaiſon néceſſaire. On lui donne la vis de preſſion, & on ote le trois-quarts. Le cathéter reste, si on le juge à propos, pour porter dans la vessie un gorgeret, à l'aide duquel on dirige les tenettes. Je crois devoir parler ici du grand avantage qu'a l'instrument de servir aussi de conducteur au gorgeret, dans les mains de ceux qui n'ont pas l'habitude d'opérer autrement. Mais, si on opère comme l'inventeur & comme d'autres Praticiens distingués qui suivent son procédé, on doit, aussitôt l'incision faite, ôter l'instrument, & porter les tenettes à la faveur du doigt indicateur dans la vessie, saisir avec cet instrument le calcul & en faire l'extraction d'après les règles que nous détaillerons dans l'article de l'exerese.

Si l'opérateur venoit à s'écarter des préceptes que nous venons de donner, & que, par leur omission, l'incision ne fut pas suffisamment grande rien de plus aisé que de lui donner l'étendue nécessaire, ou avec la même lame ou avec une lame plus large qu'on conduit de nouveau dans la cannelure du conducteur, puis dans celle du catheter jusqu'à ce que sa pointe soit arrêtée par le cul-de-sac. La main gauche ramène ensuite la poignée de l'instrument en devant tandis que la main droite fait simultanément le mouvement inverse pour que la pointe du couteau n'abandonne pas le cul-de-sac du cathéter qui s'enfonce alors plus profondément dans la vessie. C'est au moyen de ce mouvement de bascule qu'on incise davantage le col de cet organe & de la glande prostate qui lui répond. L'expérience a démontré l'utilité de ce dernier précepte, sur-tout chez les personnes qui ont beaucoup d'embonpoint, & dont le périnée doit être par conséquent très épais.

En taillant suivant le procédé dont je viens de rendre compte, on obtient une plaie nette dont l'uniformité présente un même plan dans toute son étendue, ce qui contribue singulièrement à la guérison des malades, comme l'expérience & l'observation l'ont déjà démontré de la manière la plus authentique.

La totalité de l'incision représente un trapèze, dont le côté interne repond au col de la vessie et à la glande prostate ; le coté externe à l'ouverture extérieure de la plaie, le côté supérieur à une ligne qui s'étendroit de l'extrémité supérieure du coté qui répond aux tégumens, & le côté inférieur à une ligne qui s'étendroit de l'extrémité inférieure du côté interne à l'extrémité inférieure du côté externe. Les parties divisées dans le trajet de l'incision sont : la peau, le tissu graisseux qui double le périnée, le muscle bulbo-caverneux, le transverse, une partie du releveur de l'anus, la portion membraneuse du canal de l'urètre, la partie latérale gauche du col de la vessie & de la glande prostate qui lui répond. Aucun vaisseau sanguin considerable n'est ouvert dans l'étendue de l'incision, quand elle est exécutée d'après les préceptes que nous avons recommandés. On laisse au coté externe de l'incision les branches ſuperficielles et profondes de la honteuſe interne, lorsqu'elles ne varient point dans l'ordre de leur diſtribution. L'artere tranſverſale du bulbe eſt toujours laiſſée audeſſus de l'angle ſupérieur de la plaie, quand on commence l'inciſion 16 millimètres au-devant de l'anus, comme nous l'avons dit, & on doit craindre de l'intéreſſer, toutes les fois qu'on la commence beaucoup plus haut audeſſus de cette ouverture. Enfin on laiſſe du côté interne et inférieur de la plaie l'inteſtin rectum le long de la partie latérale gauche duquel ſe fait la diviſion.

En lisant ces lignes, on sent bien que Guérin n'a eu pour but que de simplifier la méthode de Frère Jacques, qui, à ce moment, était arrivée à un degré de complication extrême. Ce procédé datait déjà de près d'un siècle et avait été tour à tour modifié, remanié, défiguré par Raw, Cheselden, Ledran, Moreau, Lecat, Frère Côme, Palluci, Hawkin, Pouteau, Nannoni.

Pour opérer, Frère Jacques mettait son malade sur le dos, introduisait une sonde dans la vessie et la tenait ensuite de la main gauche, en faisant relever les bourses par un aide; puis il incisait le périnée, gagnait le col de la vessie, qu'il sectionnait en ayant bien soin de ne pas couper les muscles et les artères de la racine de la verge. Ceci fait, il explorait la vessie avec le doigt, vérifiait la pierre, qu'il saisissait avec des tenettes. Guérin conserve le principe de ce procédé, mais quel perfectionnement il y apporte! Tout d'abord, il supprime du champ opératoire la main de l'aide préposé pour relever le scrotum. Pourquoi? C'est qu'il était de règle, après l'opération, de voir une vaste ecchymose occuper toute la région des bourses et gagner la racine de la verge. Faute de mieux on incriminait la maladresse de l'aide sans songer que ce n'était là, peut-être, qu'une infiltration sanguine. Toujours est-il que le chirurgien aurait bien préféré tenir tout à la fois le cathéter, les bourses et son lithotome. Guérin lui rendit la chose possible en plaçant un anneau à l'extrémité de la sonde. Déjà Pouteau[1], en 1765, avait apporté une modification analogue à son cathéter, mais cet emprunt ne touche en rien à l'originalité de

1. Pouteau, *La taille au niveau*, Avignon, 1765, p. 37.

l'appareil de Guérin, car la présence de l'anneau est, somme toute, accessoire. La véritable innovation, c'est d'avoir adapté un trocart à l'ancien cathéter cannelé et de ces deux instruments avoir fait un appareil complet[1]. Les dimensions calculées des tiges, les index qu'elles présentaient, facilitaient beaucoup la pénible et laborieuse opération de la taille. On alla même jusqu'à reprocher amèrement à l'auteur d'enlever ainsi toute difficulté à cette intervention, comme si ce n'était pas là le plus bel éloge qu'on pût faire de son procédé.

D'ailleurs, son emploi ne tarda pas à se généraliser. Beaucoup des chirurgiens les plus connus du commencement du XIXe siècle l'adoptèrent et lui furent redevables de beaux succès opératoires[2]. Nous le voyons, à Paris, dans les mains de Pelletan, médecin opérateur du grand Hospice d'Humanité, dans celles de Dubois, qui exerçait les fonctions de chirurgien en chef à l'Hôpital de Médecine, et de Sabatier, qui jouissait du même titre aux Invalides. A Bordeaux, il est alors couramment employé par Treyeran, chirurgien en chef de l'hôpital de cette ville, et même ce dernier, dans son *Parallèle*, en parle dans les termes les plus flatteurs[3] :

> Le citoyen Guérin[4], de Bordeaux, dont le génie médical a fait faire tant de progrès à certaines parties de l'art de guérir, est l'inventeur, pour l'opération de la taille latérale, d'un procédé qui réunit la bonté, la célérité, la précision et une extrême facilité.

Ce ne fut pas seulement, comme on pourrait le penser, un engouement momentané pour cette nouvelle technique opératoire; durant bien des années, on ne se servit, pour tailler

1. Pour ce qui est du trocart, nous savons bien qu'en 1757 parut à Vienne un traité (PALLUCI, *Lithotomie nouvellement perfectionnée*) où l'auteur décrivait un procédé au trocart. Après avoir cathétérisé son sujet, Palluci ponctionnait le périnée avec le trocart et l'enfonçait jusqu'à rencontrer la sonde; cela fait, il le retirait et abordait alors la région avec le bistouri. Outre qu'on lançait le trocart à l'aveuglette, pourquoi le retirer aussitôt? Pourquoi ne pas prendre le bistouri du premier coup puisqu'on ne veut pas, du trocart, faire un conducteur?

2. TREYERAN, *Parallèle*, p. 8 et 55, préface.

3. TREYERAN, *idem*, p. 165.

4. Sa réputation était telle qu'en 1755 il fut appelé à siéger dans un comité comme un des plus célèbres chirurgiens du royaume. (DESCHAMPS, *Traité de la taille* t II, p. 147.)

les malades, que de la méthode de Guérin. En 1829, le propre fils de l'inventeur employait exclusivement ce procédé, et avec le plus grand succès puisque, à une intervention, il extrait jusqu'à huit pierres d'une vessie calculeuse[1]. Et, en 1831, nous voyons, d'après les comptes rendus de la Société royale de Chirurgie, que l'opération bordelaise est loin d'être tombée en désuétude : toutes les tailles sont pratiquées à ce moment suivant les principes donnés par Guérin en 1785[2].

∴

C'est afin de fixer la vessie que Guérin imagina un autre instrument, le cistiphilax[3].

Il est composé de deux pièces, dont l'une, brisée par une charnière, pouvant être prise rigoureusement pour deux, en formerait trois.

La principale de ces pièces, comme base des autres, ressemble au directeur de Pouteau, en a l'usage, et peut porter le même nom.

La seconde pièce, qui fait la différence essentielle de l'instrument, est une verge d'acier à peu près de la même longueur de la première, dans la galerie rabattue de laquelle elle est reçue et marche en coulisse. Cette verge, qui est un carré plat, porte à l'une de ses extrémités un anneau de grandeur à y passer le pouce; l'autre est refendue dans le tiers de sa longueur de manière à former deux ressorts parallèles distants l'un de l'autre d'une ligne, et percé par le bout d'un petit trou transversal à leur épaisseur pour recevoir la goupille à une des extrémités de la troisième pièce, en leur permettant le mouvement de charnière, tandis que cette troisième pièce se lie de la même manière, par son autre extrémité, à celle du directeur.

On comprend qu'une fois cet instrument introduit dans la vessie il suffira de presser sur l'extrémité de la lame d'acier qu'on a dans la main pour faire se dresser les deux ressorts; c'est dans l'espace étroit qui les sépare que l'on poussera la lame tranchante qui doit aller débrider le col de la vessie.

1. *Journal de médecine de Bordeaux*, 1829, t. I, p. 183.
2. *Journal de médecine de Bordeaux*, 1831, t. V, p. 300.
3. Guérin, *Mémoire sur l'opération de la taille* (*Actes de la Société de Santé de Lyon*, 1801, p. 113).

∴

En 1756, un chirurgien bordelais, Dupuy[1], qui joua un si grand rôle dans la création à Bordeaux d'une École de chirurgie, présente à l'Académie de chirurgie deux sondes dont il est l'inventeur. L'une a la forme d'un cathéter, l'autre est plus évasée; de plus, cette dernière se caractérise par ce fait qu'on peut glisser un couteau tout en acier, dont le manche était recourbé et qui, vers la pointe, présentait un tranchant convexe. Cette partie tranchante avait 14 lignes de long et 0 de large. Quant au procédé de l'auteur, il ressemblait par plus d'un point à celui de Ledran.

∴

Nous avons découvert aux Archives municipales un fragment d'observation manuscrite, qui, complète, figurait dans le registre de la Société académique de chirurgie de Bordeaux avant l'incendie de 1802[2]. C'est l'histoire de l'extraction d'un corps étranger de la vessie d'une femme. Le chirurgien appelé pour donner ses soins à la malade, jugeant que les instruments habituels sont insuffisants pour saisir cet objet, fait construire un crochet spécial dont le croquis figurait autrefois à côté de l'observation et qui a aujourd'hui disparu; fort heureusement il en donne la description et indique quelle a été sa façon de procéder :

Une nommée Marie Bordenave, souffrant beaucoup de la vessie, se sonde elle-même avec une épingle assez volumineuse; l'épingle lui échappe des mains et reste dans la vessie. Le médecin est appelé et constate que ce corps étranger occupe une position transversale. « Alors, dit l'auteur de la note, je m'occupai sérieusement à rechercher les moyens propres à en faire l'extraction.

1. Dupuy (Jean) (1714-1772). 1742. Membre de l'Académie de Bordeaux, invente plusieurs instruments pour le trépan. 1760. Fonde un cours d'anatomie à l'hôpital Saint-André.

2. *Registre de la Société académique de chirurgie de Bordeaux* (1767-1787). Archives municipales, ms., 96 feuillets; feuillets 37 et 38 (les suivants manquent).

» Quelques multipliés que foient les fecours connus et procurés par l'exéreze, je n'en voyois cepandant point de propre à remplir l'indication préfente, et à laquelle je dus donc fatiffaire en imaginant un inftrument propre. Pour cet effet, je fis fabriquer ce crochet, A, en forme d'errhine fimple, quoyque fort, mais mouffe, dont le crochet eft recourbé fur fon corps à la diftance d'une ligne et demy qui fuffit pour embraffer la groffeur de l'épingle; je fis prendre les précautions nécesfaires en trempant cet inftrument à chaud dans l'huille afin que le fer, muni d'une moindre quantité de phlogiftique, fût moins expofé à caffer, eu égard au peu de force dont il pouvoit être doüé (les limites du méat urinaire ne permettant pas de luy en donner davantage) pour pouvoir faire plier et extraire une épingle B de cette folidité. »

La malade eft mife dans la pofition obftétricale, l'inftrument eft introduit avec douceur et l'épingle eft extraite.

Ce cas de corps étranger, outre l'intérêt qu'il présente en lui-même, est d'autant plus curieux qu'il en rappelle un autre à peu près semblable, décrit par M. le Dr Denucé père en 1850[1], et qui se trouve relaté parmi les observations de son remarquable travail sur *Les Corps étrangers introduits dans la vessie*. Ici, c'est une brodeuse qui s'est glissé dans l'urètre un crochet à dentelle; mais, comme la pointe hameçonne la partie postérieure de l'urètre, on ne peut la ramener en arrière et on doit saisir l'extrémité avec une pince. La malade guérit d'ailleurs sans fistule.

Il n'était pas sans intérêt de placer côte à côte ces deux interventions tout ce qu'il y a de plus locales.

1787. Le procédé de Guérin pour la fistule à l'anus.

Nous serions incomplet si nous ne disions au moins un mot de la querelle qui éclata en 1787 entre Guérin de Bordeaux, et Tarboché, autre chirurgien. Le motif, c'était la supériorité

1. Denucé père, *Mémoire sur les corps étrangers introduits dans la vessie* (*Journal de médecine de Bordeaux*, 1850).

de chaque procédé sur l'autre pour la cure de la fistule à l'anus; peut-être trouvera-t-on qu'il n'y avait pas matière à tant de discussions et de lettres ouvertes[1], mais il n'était pas de petites choses pour le XVIIIe siècle, et tout était sujet à d'interminables réfutations.

Seulement il est très difficile, au milieu de tant de rhétorique, de distinguer ce qu'était, en réalité, chacun de ces procédés; celui de Taboché ne nous intéresse guère, mais on aurait été heureux de connaître en détail celui de Guérin. Nous savons que sur quarante malades traités il n'a pas eu à essuyer un seul insuccès; la statistique est jolie. Ce qui est certain, c'est qu'il dut jouir d'une certaine réputation pour cette spécialité, car dans la liste de ses opérés figurent des personnes qui, comme la marquise de Barbe, ne devaient pas être les premières venues. Il se vante lui-même de n'employer « ni plomb, ni instruments tranchants », qui étaient les deux procédés partout en usage pour la fistule anale, et de traiter *méthodiquement* cette infirmité. Pour cela, il passait avec un stylet un séton dans la fistule; puis, chaque jour, il serrait le lien un peu plus, jusqu'à ce que la portion de chair embrassée fût détruite. Cela devait être bien long, et, sans doute, les patients auraient préféré notre thermocautère, s'ils l'avaient connu; mais, comme compensation, il y avait l'attrait d'une méthode nouvelle, et, devant l'éloquence des résultats, nous n'avons qu'à nous incliner.

1. P. GUÉRIN, *Deux lettres à M. Tarboché sur le traitement de la fistule à l'anus*, Bordeaux, Palandre l'aîné, 1787, in-8°.

V

SUR LA RÉGION OCULAIRE

LA CATARACTE

L'opération de Béranger; ses instruments. — Pellier de Quengsy opère à Bordeaux à plusieurs reprises. — L'appareil de Guérin et son procédé.

Nous aurons à nous étendre fort peu sur les méthodes de chirurgie oculaire d'origine bordelaise; en effet, outre que les documents ne remontent pas au delà du XVIIIe siècle, le plus intéressant des oculistes de cette époque à Bordeaux, Louis Béranger, a déjà été l'objet d'une monographie très complète due à MM. Sous et Péry[1]; et comme nous ne voudrions pas tomber dans d'inutiles redites, nous nous contenterons de décrire sommairement ses instruments et d'esquisser son procédé proprement dit.

C'est dans le *Précis d'opérations* de Pellier de Quengsy[2] que nous avons trouvé et extrait les planches figurant l'instrumentation de Béranger. On peut ramener à quatre le nombre des outils qu'il a imaginés. D'abord, un bistouri de forme spéciale *(fig. 1)*, caractérisé par la longueur inusitée de la pointe et le contour, très arrondi, du tranchant de la lame;

1. Sous et Péry, *Louis Béranger, oculiste pensionné de la ville de Bordeaux, 1751-1767* (*Journal de médecine de Bordeaux*, 1897).
2. Pellier de Quengsy, *Précis ou cours d'opérations sur la chirurgie des yeux*, Paris, Didot et Méquignon, 1789, in-4°, 2 vol., t. I, p. 309.

c'est le couteau de Lafaye, mais avec une grande exagération dans la courbure. Ce couteau était plan sur la face qui regardait l'iris, et courbe du côté qui était en rapport avec la cornée. Quant à la pointe, elle était si longue qu'il arrivait qu'elle touchait le nez avant que la partie la plus large ne fût au niveau de la pupille; aussi Béranger dut-il lui-même modifier la dimension de son bistouri, ce qu'il fit sur la fin de sa carrière.

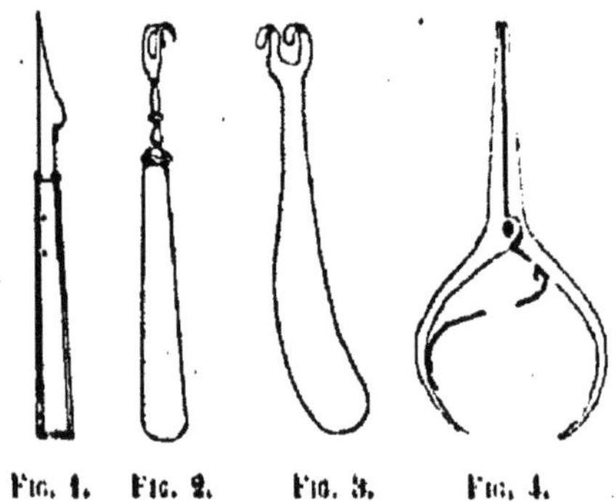

FIG. 1. Bistouri.
FIG. 2. Double errhine, pour piquer globe oculaire.
FIG. 3. Double errhine, pour lever paupière supérieure.
FIG. 4. Pince ou valet à patin, pour extraire cataracte membraneuse.

La deuxième figure représente un double crochet destiné à fixer le globe oculaire, et que l'auteur appelait *double errhine*. Il avait imaginé aussi une autre *double errhine* dont le but était tout différent et qui se distinguait de la précédente par les crochets, qui étaient mousses et qui étaient destinés à soulever la paupière supérieure *(fig. 3)*. Ce blépharostat est complètement tombé dans l'oubli.

Enfin, il y avait la *pince* ou *valet à patin* que représente la figure 4, et dont Béranger se servait pour extraire les cataractes membraneuses; pour mieux assurer la prise, les mors étaient dentelés.

Et maintenant quel était son procédé? D'après MM. Sous et Péry, Béranger aurait modifié par trois fois sa méthode. Dans une première période, vers 1751, il est probable qu'il a dû pratiquer l'abaissement; en 1754, on suppose encore qu'il opérait avec le couteau de Lafaye, car il le recommandait à cette époque; enfin, l'année suivante, en 1755, il décrit un véritable procédé qui lui est propre et des instruments nouveaux. C'est de cette troisième méthode, vraiment originale, dont nous allons parler.

Nous devons regretter que le premier mémoire de Béranger ait disparu; cependant on peut en deviner la teneur puisqu'en 1757 il en écrit un deuxième, qui devait être calqué sur le précédent, car l'auteur ajoute qu'il n'a rien modifié dans sa méthode depuis deux ans. Le Dr de Wecker a reproduit cette note dans les *Archives d'ophtalmologie*[1], d'après le manuscrit que lui avait communiqué M. le Dr Dureau, bibliothécaire de l'Académie de médecine[2]. En voici les passages les plus saillants :

L'opération de la cataracte, par l'extraction du cristallin, est devenue depuis quelques tems l'objet des recherches de plusieurs chirurgiens éclairés. Ils ont senti que la multiplicité des instruments proposés par M. Daviel la rendaient embarrassante, et ils en ont imaginé d'un usage plus commode. Mais cet inconvénient n'est pas le seul qui se présente. L'excessive mobilité de l'œil la rend encore d'une exécution très difficile et il faut une adresse peu ordinaire pour inciser la cornée comme il convient et pour éviter la lésion des parties intérieures de cet organe. J'ai imaginé divers moyens pour le fixer pendant tout le tems de l'opération, ils sont si simples que j'ay lieu d'être surpris qu'ils ne se soient présentés à personne avant moi.

Suit la description des instruments.

Lorsque le malade est en situation je couvre l'œil sain avec un enplastre de diachylum gommé, puis, après avoir fait relever la paupière supérieure par l'aide chargé de contenir la tête, je baisse l'inférieure et je

1. De Wecker, *Réminiscences historiques concernant l'extraction de la cataracte* (*Archiv. d'ophtalm.*, 1893, t. XIII, p. 212).

2. *Description d'une nouvelle méthode de faire l'opération de la cataracte par l'extraction du cristallin*, par le Dr Béranger, expert oculiste reçu à Saint-Cosme, pensionné de la ville de Bordeaux, oculiste de l'hôpital Saint-André de la même ville, etc.

saisis avec l'airigne une portion de conjonctive près la cornée transparente et vers la partie inférieure de son disque. Je soutiens pour lors l'airigne de la main gauche, et je plonge ensuitte le scalpel dans la chambre antérieure, de façon que sa face plane regarde l'uvée; je le pousse du petit au grand angle jusqu'à ce que la cornée soit entièrement incisée. J'ôte l'airigne et je fais une légère compression sur la partie inférieure du globe avec le doigt indice et celui du milieu de la main droitte. Elle suffit souvent pour déplacer le cristallin, mais, lorsqu'elle est sans succès, je saisis le bord inférieur de la cornée avec les pinces, puis, après l'avoir relevé de la main gauche, j'incise la capsule du cristallin avec l'aiguille tranchante, et je reitère la compression jusqu'à ce que ce corps tombe sur la joue du malade...

L'incision de la cornée se fait fort aisément avec le scalpel que je propose, car il est terminé par une pointe fort aiguë et que son tranchant devient plus large à mesure qu'il s'en éloigne, le mouvement par lequel on pousse du petit au grand angle suffit pour faire la section *demi-circulaire,* sans que l'opérateur soit obligé de le ramener en bas comme il l'est dans l'usage des autres instruments...

Enfin, prévoyant les remarques que ne manqueraient pas de faire naître son «airigne» et son «valet à patin», il ajoute :

On pourrait objecter que l'usage de l'airigne et du valet à patin doivent occasionner l'inflammation de la conjonctive et donner lieu à l'obscurcissement de la cornée, la sensibilité de l'une et la délicatesse de l'autre me l'ont fait craindre pendant longtemps, mais l'experience m'a détrompé sur ces inconvénients que je n'ai jamais vu survenir à la suite d'un assez grand nombre d'opérations que je puis dire avoir pratiqué avec autant de succès que de facilité, par la methode que je viens d'exposer.

Tous les contemporains s'accordent sur la valeur de ce spécialiste, et l'on sait que la ville de Bordeaux se l'attacha comme oculiste attitré[1].

Pellier de Quengsy, qui nous a donné la description des instruments qu'employait Béranger, n'est pas, à proprement parler, un chirurgien bordelais, mais il opéra la cataracte à Bordeaux assez souvent et avec assez de succès pour que nous

1. Acte de la jurade du 14 février 1752.

ayons à le mentionner ici. C'est même à l'occasion d'un malade de cette ville[1] qu'il s'éleva contre l'usage déplorable qui voulait qu'on soumît les patients à de grandes préparations déprimantes avant de les opérer; jusqu'alors on jugeait indispensables les saignées et la diète, et c'est dans ces détestables conditions que se faisait l'intervention. Il préconise la méthode par extraction, et c'est celle que nous lui voyons employer à Bordeaux sur la veuve Genti[2], Pierre Bernard, en 1775[3], et Claude Duchesne[4], toujours avec succès.

Pour ce dernier, chez lequel on avait tenté par deux fois l'abaissement, et sans succès, il expose sa méthode : section de la cornée sur un peu plus de la moitié de son disque, pression légère sur le cristallin, qui tombe.

Il eut encore l'occasion de traiter une « cataracte laiteuse »[5] devant Cizeaux, David, Mestivier et Guérin, tous quatre chirurgiens de Bordeaux; voilà comment il s'y prit :

Le malade assis devant moi, je plongeai la pointe de mon *ophtalmotome* à une demi-ligne de la cornée opaque, vers le petit angle sur la cornée transparente; je l'enfonçai jusqu'au bas de la cristalloïde que j'ouvris en passant pour aller à l'autre bord de la cornée, & après l'avoir traversé, je la coupai en forme de croissant à peu près d'un quart ou d'un tiers de diamètre. Cette section ne fut pas plutôt achevée que la cataracte flua, & l'œil fut entièrement débarrassé de son voile, sans que j'aie eu besoin d'user de pression. L'opéré distingua sur le champ les objets, & huit jours après l'opération il put vaquer à ses affaires sans le secours de personne.

C'est encore dans le traité de Pellier de Quengsy que se trouve figuré l'instrument de Guérin; nous[6] reproduisons ci-après cette planche et la figure qui l'accompagne.

1. Pellier de Quengsy, *Recueil de mémoires et d'observations*, Montpellier, Martel, 1783, in-8°, p. 132.
2. *Idem*, p. 158.
3. *Idem*, p. 222.
4. *Idem*, p. 220.
5. Pellier de Quengsy, *Précis ou cours d'opérations sur la chirurgie des yeux*, Paris, Didot et Méquignon, 1789, in-4°, 2 vol., t. I, p. 258.
6. Pellier de Quengsy, *Précis ou cours d'opérations sur la chirurgie des yeux*, Paris, Didot et Méquignon, 1779, in-8°, t. I, p. 406, pl. XXII.

On remarquera que le but cherché par Guérin, ainsi que par presque tous les chirurgiens de cette époque, c'est l'immobilisation du globe oculaire. L'oculiste bordelais l'obtenait ainsi très facilement, et, en outre, il supprimait toute appréhension chez le malade, puisque la détente du ressort est instantanée,

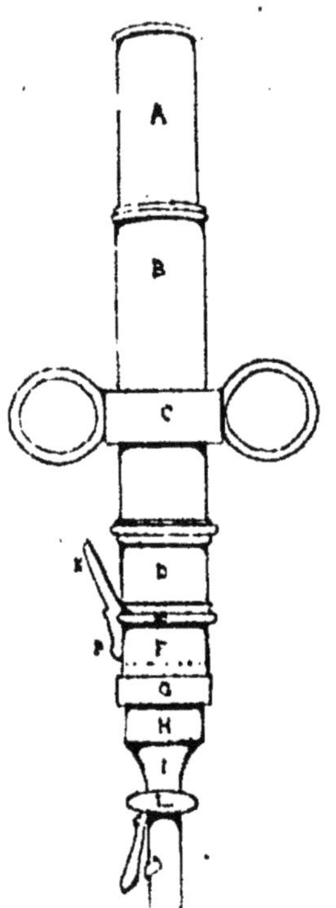

Fig. 1.

Fig. 1.

L'instrument tout entier, monté.

A. Tube qui renferme le ressort à boudin.
B. Destiné aussi à loger le ressort à boudin.
C. Bague et anneaux pour soutenir les doigts.
D. *Corps de pompe.*
E. Cordon ménagé dans l'épaisseur du corps de pompe où est pratiquée la charnière de la détente.
F. Soupape qui sert à donner entrée à l'air après la section.
H. La noix.
L. Cordon de la noix.
P. Partie la plus élevée de la noix qui a la forme d'un rectangle. C'est là que s'adapte la détente. Son usage est de soulever la soupape.
G. Anneau qui sert à masquer une rainure.
I. Un des bouts du ressort placé sous la bascule.

et toute fatigue pour la main de l'opérateur, puisque l'incision est automatique. Cette section de la cornée était semi-lunaire et avait, par conséquent, la même dimension que celle de Béranger. Pour l'obtenir, Guérin appliquait son instrument sur l'œil, qui était ainsi immobilisé; puis il appuyait sur le levier N et la détente brusque du ressort enfonçait la lame dans le limbe cornéen.

Un pareil procédé ne fut pas, on pense bien, sans déchaîner les protestations indignées de quelques confrères. De même qu'on avait réfuté son appareil pour la taille, on dénigra son ophtalmotome. Bancal[1] en fut un des adversaires les plus passionnés.

Guérin, sans se soucier de ces récriminations, ne songea qu'à donner à son appareil le plus de perfectionnement possible, et nous voyons dans le *Journal de Guienne* de 1785[2] le compte rendu de la lecture que fit M. Latapie de son mémoire définitif. Il fait la description des modifications apportées et en démontre les avantages en faisant allusion aux succès si nombreux que l'auteur ne cesse d'obtenir.

1. A.-P. BANCAL, *Réfutation raisonnée de l'intrument du Dr Guérin de Bordeaux, pour l'opération de la cataracte*, Bordeaux, Ch. Lawalle, 1831, in-4°.

Dr DE CÈZE, *Note sur l'instrument de Guérin* (*Journal de Guienne*, 27 août 1785, p. 1462).

CONCLUSIONS

C'est ici que se terminent nos recherches sur les procédés des anciens chirurgiens bordelais; peu à peu, tout en feuilletant les vieux livres et en déchiffrant sur les manuscrits la cursive du XVIIe siècle et la bâtarde du XVIIIe siècle, quelques faits de ce passé curieux se sont groupés. Il faut avouer que les documents n'ont pas toujours été très faciles à découvrir : en ce temps-là, les chirurgiens avaient en main le bistouri et non la plume, et quand, par hasard, il leur prenait fantaisie de rédiger une observation, ils l'enguirlandaient copieusement de fleurs de rhétorique. Cependant nous croyons avoir amassé suffisamment de preuves pour justifier l'assertion de l'abbé Baurein et les allusions louangeuses sur les chirurgiens bordelais qu'on trouve un peu partout dans les livres de l'époque. Il existait donc à Bordeaux une florissante École de chirurgie, et la réputation de ses membres était bien fondée.

Toutefois, qu'il nous soit permis de dévoiler aujourd'hui nos petites déceptions; elles ont trait à la recherche des instruments que nous avons décrits; en effet, durant les trois années dont nous disposions, il ne nous a pas été possible d'en retrouver un seul; nous avions bien les gravures des vieux traités, mais les meilleures tailles-douces, les planches les plus fines ne valent pas, pour notre sujet, la vision brutale des objets eux-mêmes. Et pourtant il n'est guère permis de croire qu'ils ont tous disparu; il est plus probable qu'ils figurent — peut-être à titre de vagues curiosités — dans des collections particulières. Pourquoi la Ville de Bordeaux ne songerait-elle pas à grouper toutes ces reliques dans sa Faculté de médecine? Nous savons bien qu'à l'occasion de l'Exposition de Bordeaux de 1895, on a créé un Musée médical rétrospectif et local, dont les vitrines, qu'on a dû remplir provisoirement avec diverses collections, sont aujourd'hui complètement installées dans une salle spacieuse et bien éclairée; mais, soit par malchance, soit parce que les donateurs en ont ignoré jusqu'à ce jour la fondation, les étagères sont demeurées à peu près vides; ce qu'on possède ne remonte pas au delà de la Révolution. Et pourtant que de souvenirs on pourrait ainsi centraliser! A côté de l'instrumentation, il y aurait tout ce qui a eu quelque rapport avec la vieille médecine et chirurgie bordelaise. Par exemple, dans une première section, on placerait les portraits des principaux praticiens; tout près se classerait ce qui a été écrit soit sur la médecine, soit sur la chirurgie, toujours à Bordeaux, bien entendu. Enfin, la vieille instrumentation formerait la dernière classe et préciserait le côté historique et chirurgical.

Déjà, cette concurrence entre les cités des gloires d'autrefois a fait éclore quelques-uns de ces reliquaires. Paris et Lyon, en 1901, ont tenu à honorer leur vieux maitres; et, grâce à de pieuses générosités, leurs collections sont actuellement riches et très complètes. Rassembler une pareille documentation, réunir tous ces objets si disparates, sera fatalement chose très lente; mais, néanmoins, nous conservons bon espoir.

Un jour viendra où, derrière les glaces des vitrines, revivra sur les planchettes tout ce passé si plein de renom et si pittoresque, et alors la Faculté de médecine pourra peut-être montrer, non sans orgueil, la sonde de Henri IV à côté du cathéter libérateur du fameux cardinal!

BIBLIOGRAPHIE

MANUSCRITS

Registre de la Société académique de chirurgie de Bordeaux qui contiendra de suite les matières de chirurgie dont il aura été question dans les séances de la Société, 1767-1787. 96 feuillets (incomplet); débris de l'incendie de 1862. Série GG, n° 291, Médecine et Chirurgie, XVIe, XVIIe et XVIIIe s. Archives municipales.

Registre de la Jurade, 1693-1694. Série BB. In-folio. Archives municipales.

Listes des étudiants et chirurgiens de 1760 à 1783. Série C, n° 1705. Archives départementales.

Inventaire sommaire de 1751. Articles : Chirurgiens, Lithotomistes. Série JJ, n° 305. Archives municipales.

Livre des abbés des garçons chirurgiens (1581, 1677). Grand in-4° parchemin. Archives départementales.

Preuves autentiques de l'existence d'une ancienne école de chirurgie dans Bordeaux extraites d'un ancien manuscrit qui est en dépôt dans les archives des maîtres en chirurgie de la même ville par lesquelles il paroit que l'art de la Chirurgie est exercé dans Bordeaux depuis plusieurs siècles avec honneur et célébrité. Abbé Baurein. Bibliothèque de M. le Dr Denucé.

Preuves autentiques, etc. Copie du précédent. Bibliothèque municipale.

IMPRIMÉS

BANCAL (A.-P.). — *Refutation raisonnée de l'instrument du Dr Guérin de Bordeaux pour l'opération de la cataracte*. Bordeaux, Ch. Lawalle, 1831, in-4°.

BAUREIN (Abbé). — *Variétés bordeloises ou Essai historique et critique sur la topographie ancienne et moderne du diocèse de Bordeaux*. Bordeaux, Feret et fils, 1876, in-4°.

BLÉGNY. — *Nouveautés journalières concernant les sciences et les arts*. Paris, Cl. Blageart et L. d'Houry, 1680, in-4°.

BRÉTHOUS. — *Lettres sur différents points d'anatomie*. Lyon, 1723, in-16.

BULLETIN POLYMATHIQUE. — *Notice historique sur Jean Dupuy, ancien chirurgien de Bordeaux*, 15 floréal an XII.

CAILLAU (J.-M.). — *Notice sur la vie et les écrits de Pierre Desault, présentée et lue à la Société de Médecine de Bordeaux le 15 et le 25 nivôse l'an 7.*

CAILLAU (J.-M.). — *Éloge de J. et S. Mingelousaux* (*Bulletin polymathique du Muséum d'Instruction publique de Bordeaux*, 1818).

CARRIÉ fils. — *Mémoire sur la nature de l'art de guérir en général, sur l'existence morale et politique de la chirurgie de Bordeaux* (*Monographies médicales*, 1790, t. IV).

CHALOT. — *Traité élémentaire de chirurgie et de médecine opératoire.* Paris, Doin, 1898, in-4°.

COLOT. — *Traité de l'opération de la taille.* Paris, 1727, in-16.

COMMUNAY. — *L'Ormée à Bordeaux.* Bordeaux, Feret, 1887, in-8°.

DARAN. — *Observations chirurgicales sur les maladies de l'urèthre.* Paris. 1748, in-8°.

DECHAMBRE. — *Dictionnaire encyclopédique des sciences médicales.* Paris, Asselin et Masson, 1888, in-4°.

DE LA ROCHE et PETIT-RADEL. — *Encyclopédie méthodique.* Paris, Panckouke, 1790, in-4°.

DENUCÉ père (Dr). — *Mémoire sur les corps étrangers introduits dans la vessie* (*Journal de médecine de Bordeaux*, 1850).

DESAULT. — *Maladies des voies urinaires.* Paris, 1799, in-8°.

DESCHAMPS (L.). — *Traité historique et dogmatique de l'opération de la taille.* Paris, 1796, in-8°.

DE SÈZE (Dr). — *Note sur l'instrument de Guérin* (*Journal de Guyenne*, 27 août 1785, p. 1402).

DE WECKER. — *Réminiscences historiques concernant l'opération de la cataracte* (*Archives d'ophtalmologie*, 1893, t. XIII, p. 212).

DRELINCOURT. — *La Légende du Gascon.* Paris, Clousier, 1665, in-8°.

F. FERET. — *Statistique générale, topographique, scientifique... et biographique du département de la Gironde*, t. III (Biographies). Bordeaux, Feret et fils, 1889, in-4°.

GINTRAC (M.). — *Éloge de Pierre Guérin* (*Actes de l'Académie*, 1827, p. 70).

GINTRAC (M.). — *Notice biographique sur Paulin Guérin* (*Actes de l'Académie*, 1836, p. 205).

GROSSARD. — *De optima et tutissima celeberrimi Rothomagensis, professoris methodo, qua in viris calculosis celebratur sectio lateralis.*

GUÉRIN. — *Dissertation sur les maladies de l'urèthre.* Paris, 1798, in-8°.

GUÉRIN. — *Mémoire sur l'opération de la taille* (*Recueil des Actes de la Société de Santé de Lyon depuis l'an 6 jusqu'à la fin de l'an 9*, 1801, p. 389).

GUÉRIN. — *Éloge de Lapeyre* (*Bulletin polymathique du Muséum d'Instruction publique de Bordeaux*, 1817).

GUÉRIN. — *Lettres à M. Tarboché.* Sur le traitement de la fistule à l'anus. Bordeaux, Palandre l'aîné, 1787, in-8°.

GUI PATIN. — *Lettres.* Paris, 1846, 3 vol. in-8°.

Guy de Chauliac, Médecin de l'Hôpital de Montpellier. — *La Grande Chyrurgie, traduite nouvellement en français et enrichie de plusieurs remarques tant de théorie que de pratique en forme de commentaire, par Maistre Simon Mingelousaux, Médecin juré de la ville de Bourdeaux.* Bourdeaux, Mongiron-Millanges, Pierre du Cocq, Simon Boe, 1672, in-12.

Jaccoud. — *Nouveau Dictionnaire de médecine et chirurgie pratique.* Paris, Baillière, 1870, in-4°.

Lecat. — *Parallèle de la taille latérale.* Amsterdam, 1766, in-8°.

Ledran. — *Parallèle des differentes manières de tirer la pierre hors de la vessie.* Paris, 1758, in-8°.

Ledran. — *Pièces concernant l'opération de la taille.* Paris, 1742, 3 vol. in-12.

Le Roi. — *Sur une plaie de la face compliquée d'un corps étranger.* (*Journal de Médecine, Chirurgie et Pharmacie.* Paris, Vincent, 1764, t. II, p. 151).

Loyseau. — *Observations médicinales et chirurgicales.* Bordeaux, 1617, in-32.

Manialb (E.). — *De partu prodigioso qui visus est in agro Gradiano juxta Burdigalam anno MDCXCV.* Bordeaux, Millanges, 1616, in-8°.

Martin (G.). — *Sur les découvertures des os* (*Journal de Médecine, Chirurgie et Pharmacie.* Paris, Vincent, 1769, t. II, p. 80).

Martin (G.). — *Observation qui prouve le danger qu'il y a d'opérer les hernies qui font un trop gros volume* (*Journal de Médecine, etc.*, 1768, t. II, p. 168).

Martin (G.). — *Sur une hernie avec gangrène* (*Journal de Médecine, etc.*, 1767, t. II, p. 578).

Martin (G.). — *Sur une plaie du bas-ventre* (*Journal de Médecine, etc.*, 1767, t. II, p. 586).

Martin (G.). — *Sur une cause peu connue d'hernie avec gangrène* (*Journal de Médecine, etc.*, 1765, t. I, p. 150).

Martin (G.). — *Sur une hernie avec gangrène* (*Journal de Médecine, etc.*, 1766, t. I, p. 250).

Martin (G.). — *Sur un empyème qui auroit sauvé le malade si on l'avoit opéré* (*Journal de Médecine, etc.*, 1763, t. II, p. 352).

Mestivier. — *Observation sur une tumeur située proche la région ombilicale* (*Journal de Médecine, Chirurgie et Pharmacie*, 1759, t. I, p. 441).

Palluci. — *Lithotomie nouvellement perfectionnée.* Vienne, 1757, in-8°.

Paré (A.). — *Œuvres.* Paris, N. Buon, 1628, in-f°.

Pellier de Quengsy. — *Recueil de mémoires et d'observations,* Montpellier, J. Martel, 1783, in-8°.

Pellier de Quengsy. — *Précis ou cours d'opérations sur la chirurgie des yeux.* Paris, Didot et Méquignon, 1789, in-4°, 2 vol.

Perron (J.-G.). — *Réflexions sur les hernies et descentes et sur les bandages propres à les contenir.* Bordeaux, Jean Chapuis, 1765, in-8°.

Péry (Dr). — *Histoire de la Faculté de médecine de Bordeaux.* Bordeaux, Duthu; Paris, Doin, 1888, in-4°.

PÉRY (Dr). — *Maladie de la pierre à Bordeaux et les lithotomistes bordelais de 1695 à 1789* (*Journal de médecine de Bordeaux*, juillet et août 1883).

POUTEAU. — *Mélange de chirurgie*. Lyon, 1760, in-8°.

POUTEAU. — *La taille au niveau*. Avignon, 1765, in-8°.

RENARD. — *Tumeur des fosses nasales* (*Journal de Médecine*, 1765, t. II, p. 525).

REULIN (Dominique). — *Chirurgie en cinq livres*. Paris, 1579, in-8°.

SOUS (Dr G.). — *Notice biographique sur les Mingelousaux* (*Journal de médecine de Bordeaux*, octobre 1894).

SOUS (Dr G.). — *Éloge de P. Guérin* (*Union médicale de la Gironde*, 1866).

SOUS (Dr G.) et PÉRY (Dr). — *Louis Béranger, oculiste pensionné de la ville de Bordeaux (1751-1767)* (*Journal de médecine de Bordeaux*, 1897).

TERRIER et PÉRAIRE. — *L'opération du trépan*. Paris, Alcan, 1898, in-8°.

TOURNON. — *Liste chronologique des ouvrages des médecins et chirurgiens de Bordeaux*. Bordeaux, 1799, in-8°.

TREYERAN. — *Parallèle des diverses méthodes proposées pour l'extraction des calculs vésicaux*. Paris, 1802, in-8°.

TRAVAUX DE LA SOCIÉTÉ ROYALE DE MÉDECINE ET DE CHIRURGIE (*Journal de médecine de Bordeaux*, 1re série, 1829, t. I, p. 193 - 1831, t. V, p. 300).

BORDEAUX. — IMPRIMERIES G. GOUNOUILHOU, 9-11, RUE GUIRAUDE, 9-11.

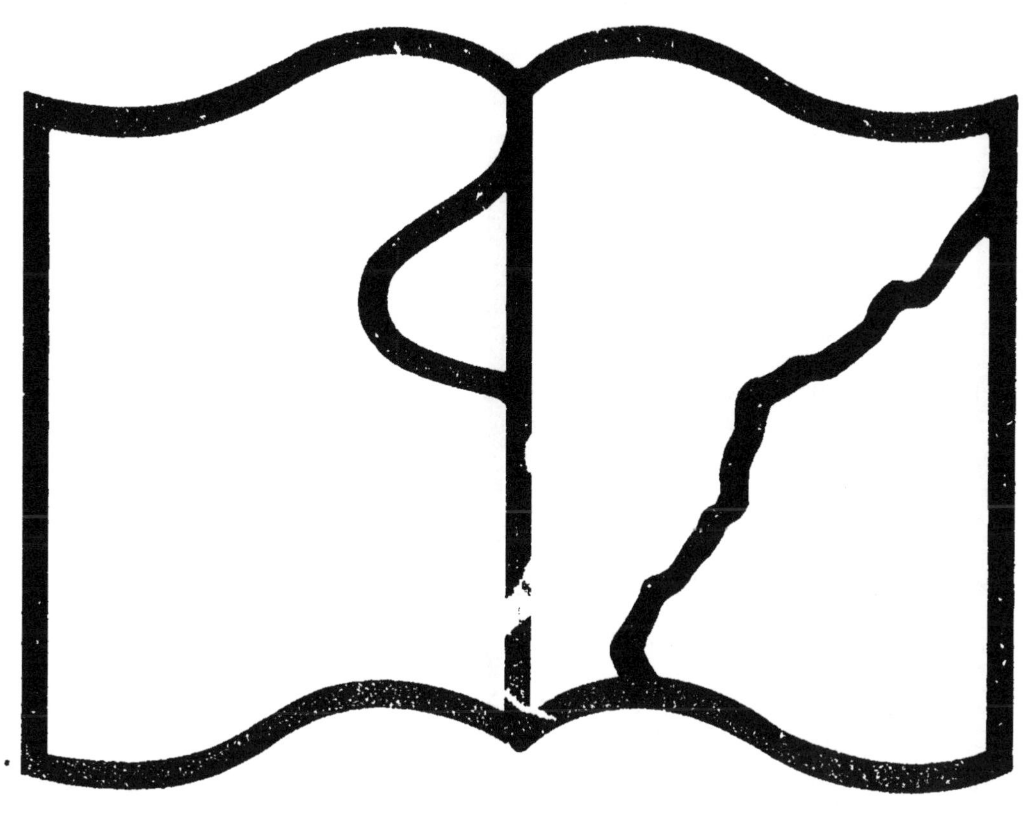

Texte détérioré — reliure défectueuse

NF Z 43-120-11

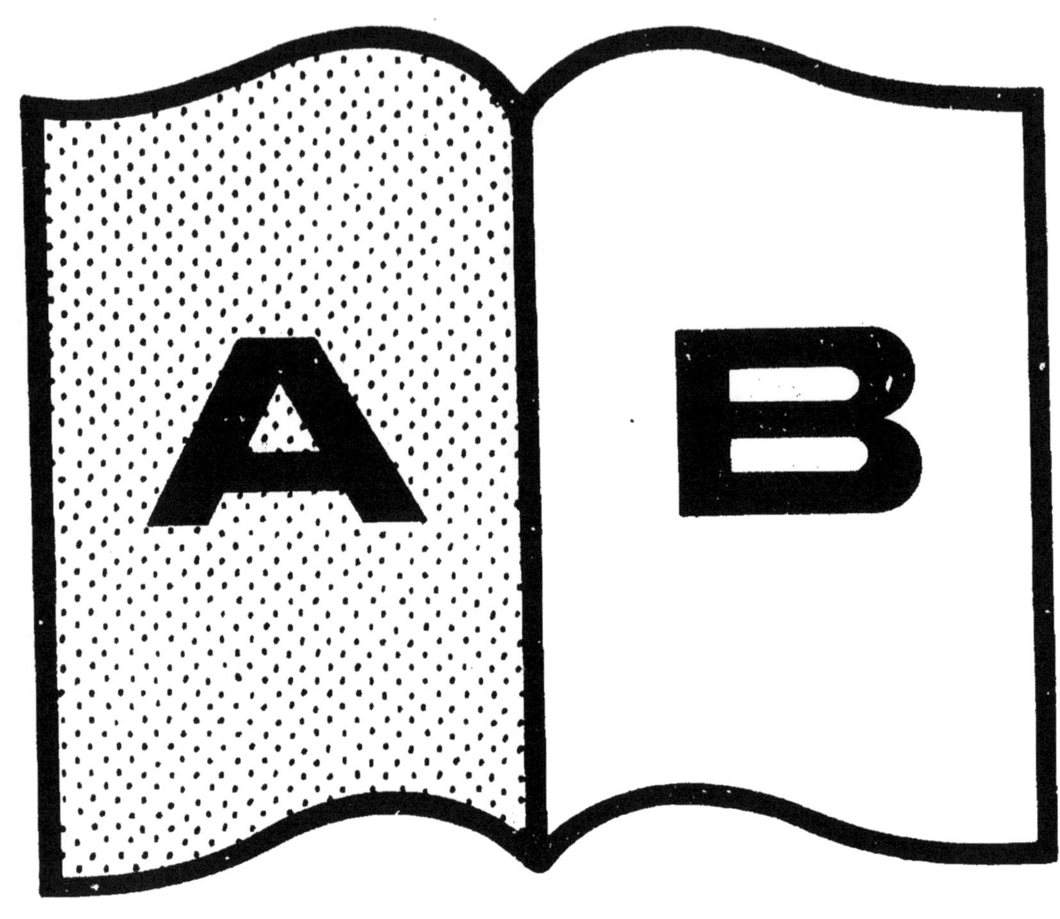

Contraste insuffisant